神聖芳療卡

SACRED AROMA CARDS

著／夏秋裕美

靈性插畫／HIRO

牌卡訊息／Reila-puna.RIE

譯／Claudia 葉雅婷

推薦文 1：芳療天后 _Gina 許怡蘭

我與神聖芳療卡的緣分從2014年開始，一連串不可思議的偶然下，在原本不會造訪的城市，歪打誤撞踏進的某間書店中，發現了這套牌卡，腦中瞬間有個聲音催促著我快點買回台灣……。

莫名奇妙的衝動，造就出旅程中難忘的收穫，直到現在，神聖芳療卡仍然是塔羅牌以外，我最喜歡的身心診斷工具。它也不負眾望，在課堂上帶來一次次驚豔，學員們跨海團購甚至隱約成為風潮！不過隨牌附帶的說明手冊，對大多數人而言，只能挑漢字半猜半讀，難免有點遺憾。所以中文版神聖芳療卡之面世，不僅令大家驚喜，也是指標性的里程碑。

「香氣抓周」是芳療界最常見的內在探索方式，藉隨機抽選精油，來找出最符合個人需求的花植能量。不少芳療師也習慣運用牌卡，很奇妙的是，抽到哪張牌乍看只是巧合，卻往往與生命經驗表現出「共時性」，有些珍貴的訊息與洞見，甚至可當作健康評估參考。這些自我對話技巧，讓我們覺察到，自然療法中的理性與感性、科學及非科學面向，或許並非對立，而是在光譜上交織出平衡點。

話雖如此，市面上各種牌卡中，讓人滿意的還真的沒幾個，單純植物照片插圖過度陽春、畫很美但太依賴冥想的話

又讓麻瓜卻步、滿滿都是字的卡片簡直作弊小抄……我心中理想的精油牌卡，應該擁有以下特質：

1. 解決困境的能力：

在茫然猶豫時提供心靈線索，讓使用者認識自己，擬定合理的治療策略。

2. 適當的資訊承載：

象徵元素豐富，具備深刻內涵。用文字揭示主要意義，但保留解讀彈性。

3. 概念成功圖象化：

視覺上已充分描繪主題，不需要解說，也能憑直觀認識精油的療癒方向。

神聖芳療卡不只符合上述條件，它還超級可愛！光欣賞牌面就已經是享受，對應精油也相當實用，兼顧日本式的細膩和英系芳療的溫柔質地。雖然臨床運用上，如此「正能量」有利有弊，或許會讓人對生命中的難題過於樂觀，但那輕鬆、詩意、童趣的風格非常獨特。在這個高舉科學芳療、標榜論文至上的時代，就像拂面春風，帶來不一樣的清新氣息。

推薦文 2：IFA 英國國際芳療師 _ 丹野祥子

「身心平衡」大概是現代人永遠的課題。當生命中的不和諧音愈來愈喧擾，有時候你需要的，也許就是那一絲，幫助你重新憶起勇氣的靈感。

夏秋裕美老師將我們熟悉的精油化作一個個精靈躍然紙上，或如暖陽般活潑絢爛，或如星空靜謐祥和，每一張神聖芳療卡，彷彿都是芳香精靈捎來的溫暖擁抱。

「芳香精靈的呢喃」如先知的娓娓箴言，幫助你跳脫自我，以客觀視角俯瞰當下。「植物帶來的恩澤」描繪出每一支精油洋溢的能量。最愛言簡意賅的「省思小語」，它喚醒你在水泥叢林中幾近退化的、與大自然的連結。而在實踐「灌注能量的魔法手作」時，最初的煩惱似乎也已漸漸淡去，消散在暖心的植物香氣，以及令人會心一笑的小提議之中。──不論你熟不熟悉芳香療法，相信你都能從這本書的文字裡，找到平衡安定的力量。

今夜，我們抽一張神聖芳療卡，療癒自己。

作者序

　　歡迎來到神聖芳療卡的世界。你平常如何使用精油呢？一般主流的精油用法，大概會在感冒或花粉過敏的時候使用，或是想在皮膚乾燥、瘦身、心情煩躁的時候體驗精油的功效，這些精油往往都能夠充分發揮其功效，協助人們回復健康。

　　若「神聖芳療卡」能成為你使用精油的方法之一，必定會開展一條全新的芳香體驗路徑，而這條路將讓你連結靈魂深處美麗而溫暖的生命泉源。所謂「生命泉源」指的是與大地之母融為一體，並經常保持和諧的狀態。

　　當你感到自己脫離宇宙與自然秩序或是迷失方向，靈魂深處將會傳來小小的訊息，並藉由動植物、風、水、太陽、大地與彩虹等自然精靈帶來一些徵兆。

　　若能側耳傾聽這些聲音或訊息，就能取回個人內在的平衡。

　　當身心平衡，你能感到心滿意足，看過千遍的尋常景色也會光燦美麗，腳底像浸泡於溫泉一般充滿暖意，喜悅的感受澎湃於心，前額也能散發光彩，這些都是一個人達到內在平衡時會有的各種感受。

　　當你來到這一步，無論是誰都能透過心靈與身體察覺。來吧，一起踏上這趟旅程。前往你內在核心那座光輝的生命之泉！

序章

大自然精靈的訊息

自太古以來人類將芳香植物運用在諸如祈願、身心療癒與
淨化等多項用途。

在漫長的歷史中我們以藥草、薰香的形式使用植物，直到
現代這些芳香植物的氣味成分被單獨萃取聚結到小瓶子裡，
以濃縮的精華形態呈現，被世人稱為「精油」，進而使芳香
療法成為現代獨特的療癒方式。

今日我們能見到芳香療法迅速在世界各地受到歡迎，並在
無數家庭日常中被使用。

即便如此，到底芳香療法為何會在全球引起熱潮？

我思量許久，歸納出以下幾種原因。

現在的地球已是千瘡百孔。

照這樣下去地球與人類的修復之路將愈發艱困。

因此在自然界精靈們的討論下，他們決定

將「芳香療法」這種療癒方式贈與人類。

人類因自然授與恩澤才能立足於天地，

以植物的葉、根、果實、種子為食，

以藥草醫病治傷，

自樹木吸收精氣，交換呼吸，

作為衣物、居所與工具的原料，

接受無數的恩惠，

無時無刻獲取來自植物的幫助。

現在自然與人類社會間已陷入嚴重的失衡，

過去的互助形式已無法應付當前困境。

為此被喻為植物強大生命力

結晶的「精油」來到人類的手中。

任何人隨時隨地都能簡單地使用。

像是將精油加入天然皂或小蘇打

取代合成洗潔劑來清潔廚房，

即使是小小的一步，只要全世界都能攜手合作就能讓海洋

與河川回復生機。

芳香療法為人們帶來舒適的感受與美好的心情，

你能讓花香在室內滿溢，

也能用充滿香氣的按摩油保養皮膚，

自然落實在日常生活毫不麻煩。

不知不覺中讓身體變健康，

成就美麗並接納滿滿的自然之愛。

每滴精油都蘊涵自然秩序的韻律，

與自然韻律共舞能重新喚醒我們遺忘許久的深層感知，

並加深天地人本為一體的實感，

以達到身心療癒。

人類的療癒與地球的療癒息息相關，

現在是時候讓我們重新思索「萬物為一」的道理。

目次

致讀者

本書與牌卡的出版目的在讓讀者享受芳香療法的氣味與心靈
意象。實際使用牌卡與精油之際請詳細閱讀本書,並為個人
使用安全負責。

計量單位:
1 大匙= 15ml
1 小匙= 5ml
1 杯= 250ml

第一章

●

何謂神聖芳療卡

SACRED
AROMA
CARDS

關於神聖芳療卡

「神聖芳療卡」是一副協助我們取回身心平衡的牌卡，當我們能深刻體會大地施與恩澤生命才得以存續的道理，便能找回內在的和諧。

牌卡中描繪了芳香療法裡最常使用且氣味迷人的29種精油，以及自然界四大元素「風」、「水」、「火」、「土」。

「精油」被喻為植物強大生命力的精華，而孕育植物的是風與空氣、水、太陽、大地這「四大元素」，透過精油與四大元素的結合，為我們帶來時而溫和精妙，時而能量強大的訊息，以這些訊息作為身心平衡的指引。

也許你會懷疑真的只要翻開牌卡這麼簡單嗎？

請先放鬆下來，一邊深呼吸。一邊唸：「回歸自我，與自然同步」，一邊抽取牌卡。這張牌便是自然精靈為你準備的光輝路徑。請相信翻牌後的第一直覺。

畫面中的花朵、草木、果實的樣貌、形態、顏色、質感、花朵周圍的紋路、精靈、天空的樣子與背景……。各種想像與故事會從你的腦中冒出，這時你只要順從內心即可，也許腦中會浮現一些字句或圖像暗示。若你能聽見來自芳香精靈的呢喃細語也務必仔細聆聽。

或者手邊正好有那瓶精油和藥草，可以試著感受藥草的手感與香氣，或利用薰蒸台薰香。

　　神聖芳療卡的優點就是在手邊沒有該精油或藥草時，依然能透過牌卡的圖案感受來自天地精靈的和諧、祝福、淨化以及強大的力量。這無不歸功於神聖芳療卡在創作過程中不斷與精靈深度交流才能描繪出的成果。

　　當植物「希望你使用它」時，你可能會從身邊的朋友收到精油，或者不經意在藥草商店想買某支精油。他們會在需要時來到你身邊，當你不再需要它時，會不自覺將精油收到櫃子裡。這些經驗想必不陌生。

　　說明書裡收錄了幾種牌卡基礎的使用方式，你也可以自由使用他們。對於愛情、工作、健康或人際關係等日常生活各種疑難雜症，「神聖芳療卡」都能派上用場。當你徬徨無助，需要勇氣或重整環境，正在尋找自我，讓牌卡的訊息成為你的引導，必能有所收穫。本書準備了許多讓你回復光彩的訊息與提示。

牌卡使用方式

牌卡使用方式分為〈基礎篇〉〈應用篇〉〈其他〉三大類別。其他疑問可參考P158「使用疑問」，以上都是使用參考，你也能開創屬於自己的使用方法。

〈基本篇〉

●『彩虹的啟示‧rainbow sight』

使用33張牌卡，是最單純的用法。

1、一邊默唸「回歸自我，與自然同步」一邊洗牌，直到你覺得該停下來。

2、牌背向下收好牌。彩虹列推開。

3、在彩虹列中，直覺選擇一張。也可以心裡想一個問題再抽牌。

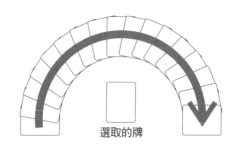

選取的牌

4、抽出的牌翻到正面放在中間。

　　抽出的牌卡給你什麼感覺，誠實接納自己的想法。不管是看到牌瞬間的感受，或是觀想一會兒後的感覺，試著去體會一下。

　　無須以理性判斷或分析，只要不帶任何批判的接納直覺就好，若有必要也可以讀讀看精靈給你的訊息。

●『太陽的祝福・Elemental force』

　　運用自然能量使身心和諧的正式用法，讓強大的四元素為你帶來與內在更深層次的連繫。

　　將29張「芳香精靈卡」與4張「元素卡」分開，占卜時33張牌卡都會用到。

1、一邊默唸「回歸自我，與自然同步」一邊混合29張「芳香精靈卡」，覺得洗好牌就可以停下來。

2、將29張牌收成一疊，推開呈太陽的圓形。（牌靠近身體順時鐘從6點鐘往12點鐘方向推開）

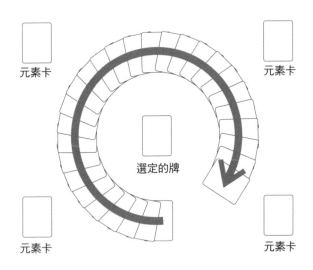

3、接著，四張元素卡也一邊默唸相同的咒語，正面朝下隨意放在圓的四個角落。

4、用直覺從中央的圓圈選取一張牌，放在圓圈內側正中間。抽的時候可以一邊問問題。

5、一面感受自然的和諧、太陽的祝福，以及所有芳香精靈的包圍與支持，運用直覺感應畫面所要傳達的訊息，必要時可試著讀取芳香精靈想傳達什麼。

6、最後，從四個角落選一張牌翻成正面。你所選的元素將帶來強大的力量與淨化效果。

　　整合解讀剛才抽出的二張牌卡，你可以有自己的解釋方式，若有必要可感受看看元素想傳達的訊息。

　　例如抽到甜橙與風元素牌卡時，你可以打開窗戶讓新鮮的風吹進室內一邊用甜橙薰香，並做幾個深呼吸，享受芳香療法帶來的樂趣。

〈應用篇〉

芳香療法的樂趣之一就是調香,當你想調香可以抽取數張牌卡,通常混合2-3種精油比較合適。當你想作更複雜的調配如製作香水,也可以加入更多種類的精油。

※關於調香請參照P188。

●『靈性三角形』
～帶來身心靈和諧

一邊默唸「我是美麗的和諧曲」一邊選取3張牌。

這個配方能讓你察覺自我,進而與它連結達到自我成長的目的。當身心靈達到平衡你將回歸最真實的自我。

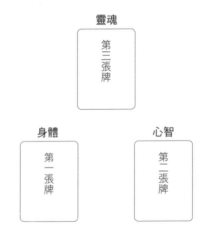

靈魂

第三張牌

身體

第一張牌

心智

第二張牌

如果身體位置抽到「甜馬鬱蘭」，心智抽到「薰衣草」，靈魂抽到「土元素」牌。你可以調配甜馬鬱蘭和薰衣草精油，再利用精油按摩的方式感受被植物能量包覆的感覺，或是創造一些屬於你自己的使用方法。

●『引導之光』
～察覺真實自我

一邊默唸「察覺真實的自我」，一邊抽出三張牌。

當你遇到任何問題或面對困難，感到徬徨時這個牌陣能協助並指引你。可以將三種精油混合使用，也可以只使用「建議」那瓶精油。

現狀	真實自我	建議
第一張牌	第二張牌	第三張牌

如果真實自我抽到「乳香」，現狀抽到「迷迭香」，建議抽到「佛手柑」，你可以在近期的假日打掃房子讓整間屋子充滿佛手柑的香氣，招待朋友到家裡嚐嚐手作料理。或者創造其他專屬於你的使用方法。

〈其他〉

●以喜好選擇

將牌卡正面朝上推開陳列在桌面，選出你喜歡的畫面或顏色。或者你會覺得哪張牌卡特別耀眼馬上吸引你的目光。抽出那張直覺認為是對的牌卡，接收它給你的訊息。

●閉眼選擇

牌卡正面朝上收成一疊。閉上眼睛讓牌正面朝上順手推開牌卡，抽取其中一張。當你睜開眼睛，會感受到芳香精靈跳出畫面，整個圖面充滿光彩且生動活潑。請接受精靈們給你的能量，並與他們對話。最後感受該牌卡要傳達的訊息。

第二章

●

神聖芳療卡解說

SACRED
AROMA
CARDS

神聖芳療卡解說頁導讀

「神聖芳療卡」由二種牌卡構成。「芳香精靈卡」是29張常見的精油植物，圖面中畫有各種植物的靈性意象。「元素卡」則是呈現自然界的四大元素「風」、「水」、「火」、「土」。

可以33張牌卡全部混合使用，也可以預先把「芳香精靈卡」和「元素卡」分開，再個別抽取。配合使用目的和不同場合自由感受神聖芳療卡帶來的樂趣。

精油名/元素名

精油植物本身或芳香精靈傳達的訊息。
能給與協助或成為解決問題的暗示。
該張牌卡的關鍵字

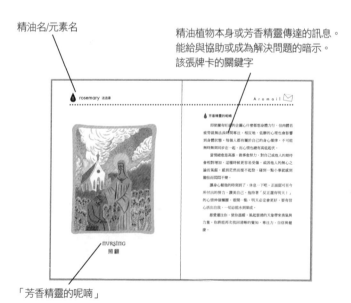

「芳香精靈的呢喃」

「note」
精油的基本資訊。其他相關的連結還有「星座」與「礦石」。

「精油帶來的恩澤」
該款精油擁有的各種能量。

「可調合的精油」
適合調香的其他精油。調香方式參照p163至191。

「省思小語 kotonoha」
植物與精靈傳達的訊息。你可以重複這句話，或當成自己的座右銘。

「灌注能量的魔法手作」
使用各款精油製作的魔法配方。你可以選擇有興趣的實際製作。元素卡的部分是如何與各元素進行連結的方法。

rosemary 迷迭香

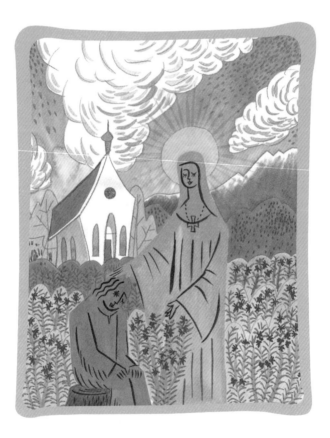

ΠΥRSIΠG

照顧

芳香精靈的呢喃

　　即使擁有旺盛的企圖心什麼都想身體力行，但肉體若疲勞就無法長時間專注。相反地，低靡的心理也會影響到身體狀態。每個人都有屬於自己的身心韻律，不可能無時無刻同步在一起，而心情也總有高低起伏。

　　當情緒愈是高漲，做事愈努力，對自己或他人的期待會相對增加，這種時候更容易受傷，或因他人的無心之論而氣餒，感到茫然而提不起勁，碰到一點小事就感到膽怯而悶悶不樂。

　　讓身心鬆弛的時刻到了，休息一下吧。正面認可至今所付出的努力，讚美自己。抱持著「反正還有明天！」的心情伸個懶腰，看開一點，明天必定會更好，要有信心活出自我，一切必能水到渠成。

　　慈愛灌注你，使你溫暖，風起雲湧的天象帶來勇氣與力量。你將能再次找回清晰的覺知、專注力、自信與健康。

1　rosemary 迷迭香

note

英　　文	Rosemary	
學　　名	*Rosmarinus officinalis*	
科　　屬	唇形科	
萃取部位	葉	
萃取方式	蒸餾法	
化學成分	1,8桉油醇、α-松油萜、樟腦、龍腦、β-丁香油烴	
主 產 地	突尼西亞、法國、西班牙、葡萄牙、義大利、摩洛哥、美國	
作　　用	醒腦、激勵、發汗、利尿、抗氧化、收斂、通經	
適用症狀	身心疲勞、集中注意力、提升記憶力、肌肉痠痛、關節炎、頭痛、皮膚保養、頭皮保養	
對應星座	獅子座、處女座	
對應礦石	方柱石	
警　　告	懷孕禁用、高血壓慎用	

 迷迭香帶來的恩澤

清晰　獲得力量　克服　光　治癒　守護　自信　覺醒　聰慧

 可調合的精油

葡萄柚　杜松　絲柏　尤加利

～ 省 思 小 語 ‧ k o t o n o h a ～

或好或壞，或對或錯，誰能認定？

🖤 灌注能量的魔法手作

(**太陽能量噴霧**)

●準備材料
・透光玻璃噴瓶
・迷迭香枝條
・伏特加…1小匙
・迷迭香精油…1滴
・湧泉之水或礦泉水
・水晶玻璃吊飾

1、在透光的玻璃容器中加入1小匙伏特加與1滴迷迭香精油混合，剩下用泉水填滿，並讓迷迭香枝條飄浮其上。置於早晨的陽光中。

2、將1換到噴瓶中，在手掌左右搖動混合。（每回使用前皆需搖晃）

3、（閉起眼睛）用完成的噴霧從頭到腳噴灑全身。將水晶玻璃吊飾掛在窗邊呼喚彩虹。

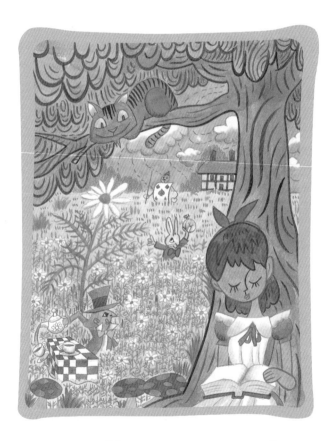

RELAXATION, DAY DREAMING
白日夢、放鬆

🌢 芳香精靈的呢喃

你在別人眼中是那麼柔弱而惹人疼愛的淑女，但心中住著另一個孩子。實際上，你的好奇心是常人的一倍，熱情的心想探索世界而不停轉動著，看什麼都如萬花筒般精彩。

在你委婉的笑容下隱藏著任性的那一面，只要事不如己意就忍不住冒火，但往往憤怒的心情會被壓抑下來。當你愈想掩蓋強烈的情緒與自我，精神會愈亢奮而難以入睡或導致淺眠。扮演懂事的大人之餘，也讓內心深處那個精力充沛的孩子出來玩玩吧。

一個人奔馳在如夢似幻的童話世界中，才能找回如孩童般真誠而明亮的眼神。如此方能活出自己，擁有讓心情放鬆下來的安定感。像大樹訴說你的心事吧，將你所有的夢想與它分享。

2 roman chamomile 羅馬洋甘菊

note

英　　文	Roman Chamomile
學　　名	*Anthemis nobilis*
科　　屬	菊科
萃取部位	花
萃取方式	蒸餾法
化學成分	歐白芷酸酯類、母菊天藍烴
主 產 地	英國、德國、法國、摩洛哥、南非
作　　用	鎮痛、止痙攣、鎮靜、舒緩、通經
適用症狀	神經緊張、失眠、憂鬱傾向、經前症候群、消化不良、紅疹、跌打損傷、關節
對應星座	巨蟹座
對應礦石	東菱玉、菱錳礦
警　　告	懷孕初期禁用

🔹 羅馬洋甘菊帶來的恩澤

柔弱與力量　樂觀　允許　愛憐　柔軟　安穩　睡眠　寧靜

🔹 可調和的精油

薰衣草　花梨木　檸檬　玫瑰　天竺葵　廣霍香

～ 省 思 小 語 · k o t o n o h a ～

寧靜時刻，放寬心思。

灌注能量的魔法手作

(神遊夢之國的入浴劑)

●準備材料：
· 白色陶瓷容器
· 洋甘菊花…1小搓
· 酒（伏特加或清酒）…1大匙
· 洋甘菊純露…1大匙
· 豆漿…1/4杯
· 羅馬洋甘菊精油…1-3滴

1、準備白色陶瓷容器。
2、在容器中加入1大匙酒和羅馬洋甘菊精油1-3滴，充分混合。
3、再加入1大匙洋甘菊純露和1/4杯豆漿充分混合。
4、加入洋甘菊花，使其飄浮在表面。
5、浴缸放妥洗澡水。用雙手捧著陶瓷容器，慢慢將容器沉入浴缸。
6、端詳入浴劑像雲一般在水中擴散的樣子。
7、入浴後用手掌捧水輕柔地撫觸全身。

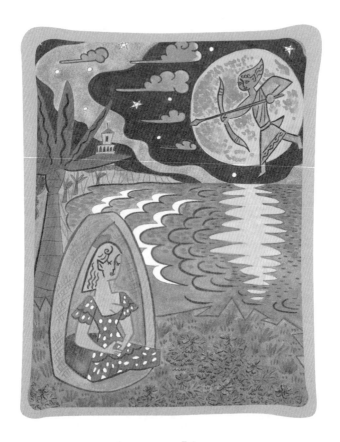

inner time
體內（胎內）整合

芳香精靈的呢喃

又大又圓的滿月光輝灑落，使海面波光粼粼，這金色的光芒也包覆著你，請閉上雙眼，讓呼吸跟著潮水一來一往的脈動。每天充滿朝氣投身於社交活動是多麼讓人憧憬的美麗生活，然而不斷讓自己配合外在的節奏，忙得連個人的時間都沒有的話，身心將會發出失衡的警訊，最後慢慢地喪失自我。這種挫折感累積太多，最後整個人會變得像酷暑中的豔陽，充滿壓迫感、自傲、自戀、自我中心，不斷希望被關注，只在乎流行與表面事物，腦子停不下來、想東想西。

為了鎮定紛亂的思緒並脫離令人頭昏目眩的快步調生活，需要空出一點時間沉澱自己，才能找回平靜。快步調與快節奏只會損害你的內在平衡。平穩的韻律才是真正屬於你的律動，真實的美麗將會從內而外擴散。沐浴在陽光下閃閃發光的花朵綻放得十分美麗，然而在月光下被花朵的芳香包圍而充滿笑顏的你，不也是很美麗嗎？

3 geranium 天竺葵

note

英　　文	Geranium
學　　名	*Pelargonium graveolens*
	Pelargonium odoratissimum
科　　屬	牻牛兒科
萃取部位	葉
萃取方式	蒸餾法
化學成分	香茅醇、牻牛兒醇、芳樟醇
主 產 地	埃及、法國、法屬留尼旺島、西班牙、摩洛哥、義大利、南非、阿爾吉利亞、馬達加斯加
作　　用	鎮靜、調整荷爾蒙、舒緩、殺菌、收斂
適用症狀	經前症候群、經痛、更年期障礙、皮膚保養、跌打損傷
對應星座	金牛座、天秤座
對應礦石	薔薇輝石、磷灰石

🔹 天竺葵帶來的恩澤

熱情與鬆弛間的平衡　幸福感　可愛　包容　調和

🔹 可調合的精油

玫瑰　薰衣草　甜橙　檸檬香茅

～ 省 思 小 語 ・ k o t o n o h a ～

快就真的好嗎？
別急，配合自己的步調就好。

灌注能量的魔法手作

（ 與月亮韻律共舞的
按摩油 ）

●準備材料
・ 葡萄籽油…1小匙
・ 天竺葵精油…1滴
・ 浴巾

1、選在上弦月期間進行。

2、在手心倒1小匙葡萄籽油，並滴入1滴天竺葵精油。

3、用雙手充分混合基底油與精油。

4、將手掌溫柔貼合腹部，以肚臍為中心順時鐘按摩。

5、在肚子蓋上浴巾，讀一本喜歡的書或聽喜歡的音樂，度過
悠閒時光。

6、可以直接入睡，也可以泡個澡將精油洗去。

4 tea tree 茶樹

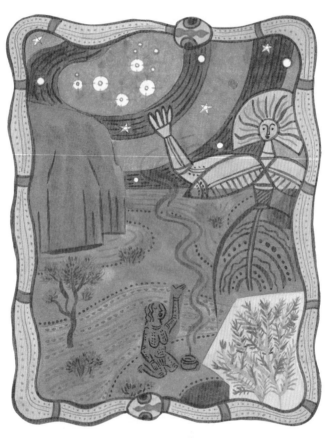

GROVNDING
接地、扎根

芳香精靈的呢喃

星辰與大地將會支持你保有創造力與獨特性。人各有不同，若非發自內心願意，無需強迫自己為了整體的和諧而配合別人。

為了打破身邊事物與人際關係的僵局，你能運用嶄新的創意和不同的觀點，重新連結人與人間的情誼，並擁有橫向整合的膽識與卓越的想像力。

這也許是你無意間的舉動，但無論男女老少都能感受到這份溫暖的愛與感動。有了愛與信賴讓人們彼此關照，這是種改變人生的契機，也成為生命的動能。

即使因孤獨而受傷退縮，或感到信念動搖，都該站穩腳步，保有你原來的面貌。

許許多多來自星辰的靈感種子已在你這片土地上躍躍欲試地等待萌芽。你有無限的可能性，將會像北極星般閃耀。

tea tree 茶樹

note

英　　文	Tea Tree
學　　名	*Melaleuca alternifolia*
科　　屬	桃金孃科
萃取部位	葉
萃取方式	蒸餾法
化學成分	萜品烯-4-醇、γ-萜品醇、1,8桉油醇
主 產 地	澳洲、辛巴威
作　　用	鎮痛、抗細菌與黴菌、消炎、提振精神
適用症狀	增強免疫力、感染、蚊蟲咬傷、燒傷、皮膚保養、頭皮保養
對應星座	處女座
對應礦石	海水藍寶、光玉髓
警　　告	些微刺激皮膚

🌢 茶樹帶來的恩澤

奉獻　淨化　改變　完整　時機　治癒　保護

🌢 可調合的精油

尤加利　薰衣草　迷迭香　檸檬

～省思小語・kotonoha～

獻身於自然脈動，
將使一切好轉。

灌注能量的魔法手作

(提升免疫力的守護噴霧)

●準備材料
· 噴霧瓶
· 伏特加或無水酒精…1小匙
· 薰衣草純露…1大匙
· 泉水（也可用蒸餾過的精製水）…適量
· 茶樹精油…1-5滴

1、噴霧瓶中加入1小匙伏特加或無水酒精。
2、再加入1-5滴茶樹精油，充分混合。
3、加入1大匙薰衣草純露搖晃混合。
4、倒入泉水約至瓶口八分滿。
5、裝上噴頭，左右搖晃混合均勻。
6、噴灑全身。每回使用前都須搖晃均勻。

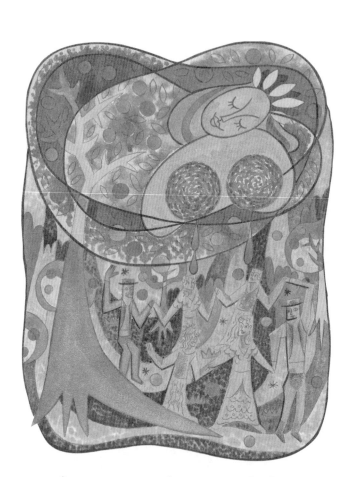

LIFE FORCE, JOY OF LIVING
生命力、生之喜悅

芳香精靈的呢喃

健康地享受著每一天是多麼美好的禮物。從生命之源溢出的甘露正為你注入豐盛，帶來活力與喜悅。

今後你與他人的共識將會愈來愈多，人際互動也愈發豐富與活躍。你將邂逅志同道合的朋友或與他們再次相遇，分享喜悅，請牽起彼此的手珍惜這份連繫與和諧。

即使因為爭吵而不愉快，也該馬上和好如初，切莫拖延，不糾結在誤會與記恨這些不愉快的事物上，解開心結放下它。不需要無謂的堅持，保有天真爛漫的笑容才是最重要的。

你會遇見真心相待、氣味相投之人，愉快地交流與會面。像是慶祝收穫節那般好好犒賞自己一頓奢華好料，宛如山洪爆發般湧出食欲與氣力，身心將得到滿足。有心靈相繫的朋友是件幸福的事，能讓感動更加深刻。來吧，讓我們圍成圈跳舞吧。

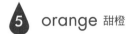

5 orange 甜橙

英　　文	Orange
學　　名	*Citrus sinensis*
科　　屬	芸香科
萃取部位	果皮
萃取方式	壓榨法
化學成分	檸檬烯、芳樟醇、檸檬醛
主 產 地	美國、義大利、以色列
作　　用	放鬆、消除疲勞、抗憂鬱、提振消化
適用症狀	身心俱疲、食欲不振、憂鬱傾向、積極
對應星座	獅子座
對應礦石	紅玉髓、太陽石

 甜橙帶來的恩澤

太陽　明亮　溫暖　純粹　喜悅　悠閒　開朗　氣力飽滿　滋潤

 可調合的精油

薰衣草　羅馬洋甘菊　天竺葵　依蘭依蘭

～ 省 思 小 語 ・ k o t o n o h a ～

陽光下深呼吸，
試著接納一切。

灌注能量的魔法手作

(太陽浴)

●準備材料
・擴香儀（也可用薰蒸台、薰香燈、臉盆加熱水取代）
・甜橙精油…3-5滴

1、準備一台噴霧式擴香儀。

2、加入規定的水量和3-5滴甜橙精油，按下開關。（最好用非
　加熱的方式感受甜橙原有的香氣與能量）

3、手邊沒有擴香儀也可用薰香燈或在臉盆加熱水再滴入精
　油。

4、噴霧的同時想像霧氣如陽光般閃閃發亮，深呼吸將橙色的
　美好光波吸入體內。

6 grapefruit 葡萄柚

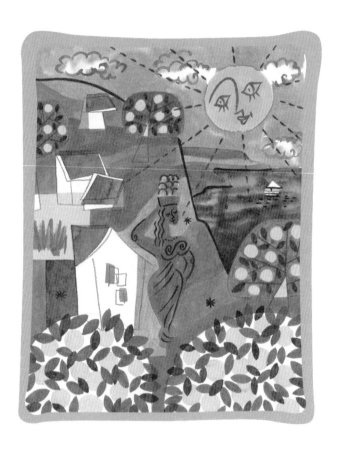

ABUNDANCE
豐盛

芳香精靈的呢喃

大地的滋養與恩澤已經結實纍纍，豐盛地堆滿你的腳邊，是時候為你的幸福與豐盛的生活表達謝意了。

有什麼東西你已經很久沒使用，還被你小心翼翼收藏在櫥櫃裡？快把它拿出來曬曬太陽，偶爾來個心靈大掃除吧。

你的身心已儲存足夠的資源，再擔心東西不夠用就是一種貪念，這並非好事。因為囤積只會讓事物憑空折舊，也是一種浪費。這世界有很多人需要你，無論是多不起眼的小事，請不要吝嗇分享你擁有的才能，每日盡情地發揮，把豐盛的能量分享給更多的人。

眩目的陽光會溶化你的不安，自然的風會趕走那令你畏首畏尾的心魔。來徹底大掃除，無須與他人比較而躊躇不前，揚帆乘風而去吧，信任大自然的引導，隨遇而安，你原本的面貌才是美好的存在。

6 grapefruit 葡萄柚

note

英　　文	Grapefruit	
學　　名	*Citrus paradisi*	
科　　屬	芸香科	
萃取部位	果皮	
萃取方式	壓榨法	
化學成分	檸檬烯、諾卡酮	
主 產 地	美國、以色列、巴西	
作　　用	放鬆、消除疲勞、強壯、促進消化、舒緩、抗菌	
適用症狀	身心俱疲、食欲不振、促進血液循環、促進新陳代謝	
對應星座	水瓶座	
對應礦石	琥珀、黃水晶	
警　　告	光敏性	

葡萄柚帶來的恩澤

大自然　純粹　樂觀　自由　廣闊　爽快　滿足感　前進

可調合的精油

薰衣草　花梨木　迷迭香　天竺葵

～ 省 思 小 語 · k o t o n o h a ～

清空自己讓一切都變得美好，
喜歡這樣的自己。

● 灌注能量的魔法手作

(淨化自我、滿載自然恩澤的午後)

●準備材料
・ 不銹鋼或玻璃缽
・ 清潔用海棉
・ 無化學添加的粉狀清潔皂…2大匙
・ 小蘇打…1大匙
・ 熱水…2大匙
・ 葡萄柚精油…3-4滴
・ 新鮮水果

1、將2大匙的無化學添加粉狀清潔皂倒入玻璃缽裡。
2、再加入1大匙小蘇打和2大匙熱水攪拌均勻。
3、最後加入3-4滴葡萄柚精油製成天然清潔劑。
4、用剛製作好的清潔劑進行大掃除，比平日更仔細打掃廚房、浴室和廁所。
5、平靜地打掃完後，用感恩的心情享受一盤新鮮水果。

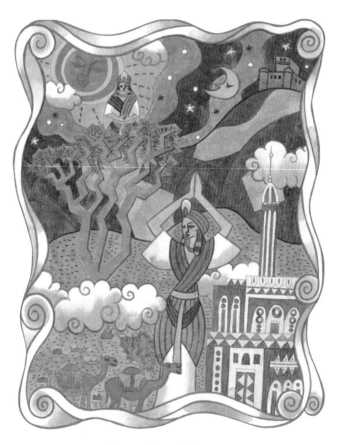

InspiRATion
直覺、靈感

🌢 芳香精靈的呢喃

　　昨日、今日、明日，時間日復一日循環從不間斷，我們旅行在日與夜之間。時間一分一秒地流逝著，每個轉眼卻都是不同的瞬間。儘管是剎那也能存在著愛，一個呼吸也能容下永恆。此時此刻過去與未來並存在當下。

　　你必須忘卻過去的功績，並放下包袱，讓經驗昇華，朝向新目標。關注你的內心影像，享受在其中。傾聽內在的引導，跟隨那道閃光，就能串起所有美好的事物，順利地前進。

　　當你感到困惑，感受你的內在，如同仰望星空一般試著放空一切。或許就能察覺宇宙萬物與個人核心間有著一道連結，一片寧靜的空間。

　　未來每一天都會有嶄新發現，毫無覺知隨波逐流與自然的脈動是完全不同的理念，請珍惜每個當下。

7 frankincense (olibanum) 乳香

note

英　　文	Frankincense (Olibanum)
學　　名	*Boswellia carterii*
	Boswellia thurifera
科　　屬	橄欖科
萃取部位	樹脂
萃取方式	蒸餾法
化學成分	α-松油萜、α-側柏烯、檸檬烯、龍腦、乳香醇
主產地	肯亞、索馬利亞、衣索比亞、伊朗、黎巴嫩、埃及、蘇丹、法國、阿拉伯
作　　用	鎮靜、抗菌、收斂、促進細胞生成
適用症狀	冥想、呼吸道感染、皮膚保養
對應星座	雙魚座、獅子座
對應礦石	虎眼石、魚眼石

 乳香帶來的恩澤

淨化　祈禱　冥想　放手　重生　傾聽　深思熟慮　明智　寧靜

可調合的精油

檀香　花梨木　橙花　玫瑰　大西洋雪松　葡萄柚

～省思小語・kotonoha～

相信直覺！
感受神聖能量的運作。

🌢 灌注能量的魔法手作

(夜空下自我凝視的儀式)

●準備材料：
・ 小石頭
・ 乳香精油⋯1滴

1、在院子、路邊或公園裡撿一塊小石頭。
2、石頭放在手掌滴1滴乳香精油。
3、輕輕上下搖動掌中的石頭，一邊在夜裡散步。當你覺得乳香氣味變得特別好聞，就停下腳步。
4、仰望夜空，想像自己變成星星，從天空中俯看自己。
5、持續一陣子。
6、用鼻子吸氣嘴巴吐氣，深呼吸幾次，慢慢讓意識回到身體，用手掌輕輕滾動石頭清潔周圍氣場。

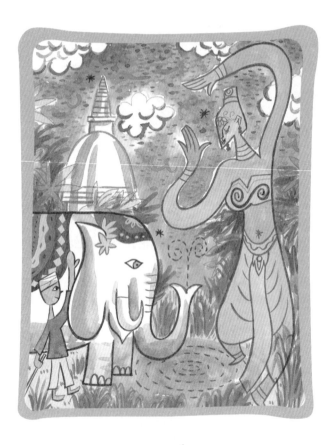

HOLY JOY
神聖的喜悅（輕快）

芳香精靈的呢喃

晶瑩剔透的水晶寶石輕巧地從你的生命核心之泉湧出，每一粒都閃耀著七彩的光芒，這座創造之泉潛藏著無限可能性與喜悅。

你的想法、行動及生活都是大家關心的焦點，因為你總是將生活過得怡然自得，不少人嚮往你的一切。不過，可想見嫉妒隨之而來，最後演變成別人對你閒言閒語。那些人把你的事情當作茶餘飯後的八卦，就放寬心胸吧。

旅程往往得通過高低不平的險峻道路與障礙，甚至要繞路，捨去沉重的包袱，帶上一顆輕盈的心。騎著大象即使穿越荊棘也能悠然自在，以愉悅的心情做當下該做的事情，隱當地踏穩每一步。

愈是自在地展現自己，愈能散發強大的能量。不是隨著人言起舞，而是超越個人的滿足，成為鼓舞人心的標誌。

釋放出體內滿滿喜悅，隨著那再也無法壓抑的心舞動吧。

8 lemongrass 檸檬香茅

note

英　　文	Lemongrass
學　　名	*Cymbopogon citratus*
	Cymbopogon flexuosus
科　　屬	禾本科
萃取部位	葉
萃取方式	蒸餾法
化學成分	檸檬醛、香茅醛、牻牛兒醇、芳樟醇
主 產 地	印度、斯里蘭卡、巴西、西印度群島、中國、瓜地馬拉、尼泊爾、印尼、澳洲、不丹、埃及
作　　用	鎮痛、消炎、促進消化、抗菌、防蟲
適用症狀	肌肉痠痛、消除疲勞、感染、除蟲
對應星座	金牛座
對應礦石	黃水晶、碧璽、琥珀
警　　告	刺激性、濃度調整

 檸檬香茅帶來的恩澤

察覺　決斷力　熱情　激勵　強大　感受性　活躍　快樂
解放　允許　即刻行動　創意

 可調合的精油

天竺葵　茉莉　薰衣草　依蘭依蘭　尤加利　迷迭香

～省思小語・kotonoha～

啊！自由！
唱出內心的歌，歡樂地跳舞吧！

🌢 灌注能量的魔法手作

(個人慶典)

●準備材料
・ 馬克杯
・ 砂糖 一把
・ 檸檬香茅精油…3-5滴
・ 喜歡的花
・ 喜歡的音樂
・ 天然材質穿起來舒服的衣服

1、馬克杯裡放入一把砂糖，再插入你喜歡的花。
2、再滴入3-5滴檸檬香茅精油，把馬克杯放在地上。
3、放一首會讓你開心手舞足蹈的音樂。
4、穿上天然材質又舒服的衣服。
5、享受香氣、唱歌、跳舞，發出聲音，用手打節拍。

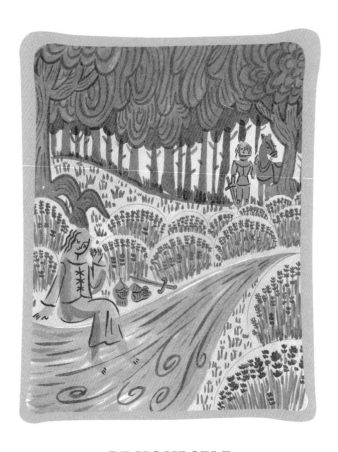

BE YOURSELF

做自己

芳香精靈的呢喃

冷冽的溪水沖刷固執與堅持，赤腳踏入河中讓清流洗去身心疲憊，稍作喘息。把那份虛假又僵固的正義感放下，不是什麼事都有制式的規則。側耳傾聽風聲與流水讓心平靜下來，任水草輕撫你的雙腿。

凡事過分追求完美，事不如己意就會焦躁不安。期待與責任所帶來的壓力令人神經緊繃又不自在。你像隨時準備上沙場的戰士，處在沸騰的狀態，手上拿著劍等人單挑。真正的敵人其實就是自己那不容許任何妥協的心態。讓自己緩慢下來，周遭的人也能得到喘息的空間，你製造的緊繃氣氛會讓旁人也無法放鬆。

調整你的腳步把速度放慢，享受一下「沒關係」、「這樣就好」的輕鬆自在。如此才能讓心變得柔軟。失敗是成功之母，很多事別想得太複雜，知性再加上一顆玩樂的心，愉快地享受這一切吧。

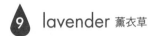

9 lavender 薰衣草

note

英　　文	Lavender
學　　名	*Lavandula angustifolia* *Lavandula officinalis*
科　　屬	唇形科
萃取部位	花與葉
萃取方式	蒸餾法
化學成分	乙酸沉香酯、芳樟醇、薰衣草醇
主　產　地	法國、保加利亞、英國、義大利、日本、澳洲
作　　用	鎮靜、止痙攣、消炎、鎮痛、降血壓、皮膚再生、殺菌、通經
適用症狀	失眠、煩躁、搔癢、蚊蟲咬傷、肌膚保養、頭皮保養、調整時差
對應星座	雙子座、處女座
對應礦石	紫水晶、舒俱徠
警　　告	懷孕初期禁用

 薰衣草帶來的恩澤

完整　生命力　能量　光輝　直覺　療癒　保護　休息　再生
希望　自然　純粹　誠實　交付　調和　慈愛　喜悅　分享
淨化

 可調合的精油

羅馬洋甘菊　天竺葵　葡萄柚　玫瑰

～省思小語・kotonoha～

覺得不完美也無所謂的你才最完美。

灌注能量的魔法手作

重生面膜

●準備材料
・玻璃容器
・任何一種喜歡的植物油…1小匙
・薰衣草精油…1-3滴（若用別種精油只需1滴）
・薰衣草枝（可用玻璃棒取代）

1、玻璃容器中加入1小匙植物油和1滴薰衣草精油。

2、用薰衣草枝一邊攪拌一邊再加幾滴精油。

3、將混合完成的植物油倒在手掌上，適量塗抹在臉上和胸口（避開眼睛四周）。

4、仰躺在地上，將意識專注在呼吸，每次呼氣時連帶將疲憊與緊張一起帶出體外。

5、吐氣時心中輕數五四三二一。

6、想像身體像在大地之母的擁抱裡，深埋在土地中，靜默一段時間。

7、待吸飽大地能量後，一面緩慢地呼吸，一面輕數一二三四五後讓意識回到身體，慢慢張開眼睛。

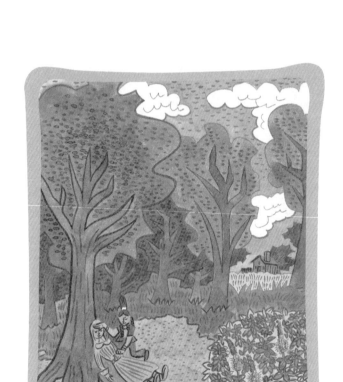

ACCEPTANCE

包容、摒棄成見

芳香精靈的呢喃

當人陷入困惑與糾結時，特別需要一陣綠色的風帶來一絲清爽掃去沉重。

不知變通與偏見會讓視野變得狹隘。不要被別人的言論與外界訊息左右，這時候該重新審視一直在做的事，以及我們認為理所當然的存在。

解決之道就是日常的行動也能以純真的心不帶偏見地執行。順著直覺行動，或是嘗試從前沒做過的事，這些都是好跡象，採取和過往不同的行動具有重要的意義。當然不用勉強自己做不想做的事。想想有沒有一直沒做又無法放棄的事呢？成就一個嶄新的自己，就能挖掘出未知的那一面。

職業、學歷、地位並無法表現出一個人的本質。不要被頭銜、外表給欺騙，嘗試跳脫框架以直接的方式去感受，讓視野更寬闊。坦然地接受本能與直覺的忠告，將獲得真正智者的協助。你在任何時空中都能活得自由自在，深呼吸，此刻你將煥然一新。

10 peppermint 歐薄荷

 note

英　　文	Peppermint
學　　名	*Mentha piperita*
科　　屬	唇形科
萃取部位	葉
萃取方式	蒸餾法
化學成分	左旋薄荷腦、左旋薄荷酮、1,8桉油醇
主 產 地	美國、印度、英國、澳洲、義大利、法國、中國、西班牙、巴西
作　　用	放鬆、消除疲勞、調整消化機能、鎮痛、通經
適用症狀	食欲不振、消化不良、暈車、眼睛疲勞、花粉症、解熱、舒緩肌肉痠痛
對應星座	白羊座、雙子座
對應礦石	堇青石
警　　告	注意濃度和使用量、懷孕禁用

🝆 歐薄荷帶來的恩澤

透明感　純粹　純潔　清爽　清涼　純真　自由　輕巧　坦率
獨特　新挑戰　變化

🝆 可調合的精油

檸檬　迷迭香　佛手柑　薰衣草　葡萄柚

～ 省 思 小 語 · k o t o n o h a ～

放下情緒再出發！
現在是重新開始的好機會，
把自己交給大自然。

● 灌注能量的魔法手作

(召喚炎夏中的涼風)

● 準備材料
・ 不要穿的衣服、不用的手巾或床單
・ 電風扇
・ 歐薄荷精油⋯1-2滴
・ 噴霧瓶⋯（30-100ml大小）
・ 橙花純露⋯噴霧瓶份量

1、剪幾條細長的布。
2、將布綁在電風扇上。
3、布上滴1、2滴歐薄荷精油。打開電風扇。
4、橙花純露倒進噴霧瓶，從頭到腳噴灑。
5、今天讓冷氣休息一天。

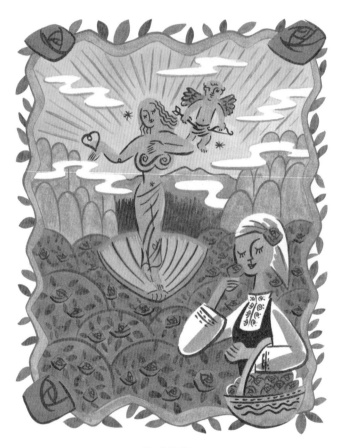

LOVE

愛

🜄 芳香精靈的呢喃

也許因為玫瑰特質是保鮮和持久，人們才讓它作為象徵愛情的花朵，有情人將他們的心意包裹在玫瑰裡贈與戀人。愛神正揚起他那白色尾羽的金箭瞄準人間，不論命中與否，小天使似乎每日都非常忙碌。

希望被穩定與持久的關係包圍，渴望情人忠誠帶來的確定感，或是海枯石爛的愛，被愛被呵護，愛情保鮮永恆不變質，都是人們在愛情中所追求的。可是以愛為名的激情中藏著尖銳的荊棘，愛與欲望往往展現在紙的兩面，千萬別讓自以為是的愛成為壓迫。

女性的立場多半較保守，渴望美與幸福永久存續的同時，也害怕並抗拒變化。事實上，如同肌膚每天再生那樣，同時具備改變又能維持美麗，並不違背常理。

去理解那種經歷歲月淬鍊，蛻變而來的光芒與深層的美，讓經驗淬鍊出你的美麗，你將永遠是新生的維納斯。

rose otto 大馬士革玫瑰

🌢 玫瑰帶來的恩澤

美麗　深刻的感情　體貼　優雅　魅力　奢華　幸福感　浪漫　女人味　尊貴　肯定　充實　豐盛　信賴　和諧　生命力　飽滿

🌢 可調合的精油

橙花　檀香　花梨木　天竺葵　乳香

～ 省 思 小 語 ・ k o t o n o h a ～

當你被愛充滿，
那種光采也帶給人們幸福，
給地球幸福。

灌注能量的魔法手作

(敞開心門凝膠)

●準備材料：
・ 含蓋的小型凝膠容器
・ 凝膠…小指尖分量
・ 玫瑰純露…1大匙
・ 玫瑰果油…少許
・ 大馬士革玫瑰精油…1滴
・ 小湯匙

1、在小容器裡加入小指尖分量的凝膠。

2、將1大匙玫瑰純露分次慢慢拌入凝膠。

3、再加入珍珠大小分量的玫瑰果油和1滴大馬士革玫瑰精油。
充分攪拌至質地變得絲滑。

4、用小湯匙取少量，一邊將凝膠順時鐘塗抹在胸口，一邊想
像粉紅色光彩。

5、擦在臉上會有玫瑰魔法的美肌效果。務必在約會前試試
看。

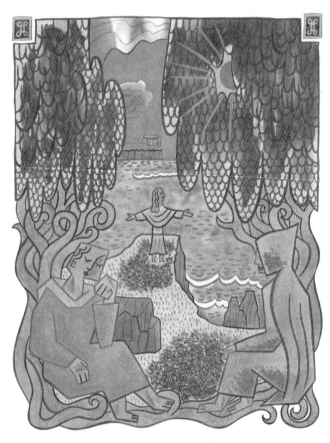

EASE YOUR MIND
撫慰、允許自己

芳香精靈的呢喃

知識與思考已經到達飽和的狀態，不要光說不練，起身行動吧。

你就像將離巢的小鳥已成長茁壯、具備飛行能力。但是，過去失敗的墜落經驗、艱辛與痛苦卻牽制了你，讓你對外頭一無所知的世界恐懼不已。覺得自己不行，看扁自己的能力，活動範圍限制在一步所及的舒適圈當中，感覺自己不上不下。

經過長時間的修行，你已學會各種技能，已經準備得相當充足。你需要踏出一步深刻體驗世界。不要擔心，你絕對能充分發揮實力，相信自己，相信過去的練習，相信你的累積，相信你所追求的，相信你所孕育的，只要相信這一切並將它展現出來。鼓起勇氣趕走膽怯飛向你眼前的那片大海，體驗這個世界吧！你必須實際學習生存的智慧，真正重要的東西書裡不會寫，也無法用眼睛看見。

melissa (Lemon Balm) 香蜂草

note

英　　文	Melissa（Lemon Balm）
學　　名	*Melissa officinalis*
科　　屬	唇形科
萃取部位	花與葉
萃取方式	蒸餾法
化學成分	芳樟醇、牻牛兒醛、橙花醛、香茅醛
主 產 地	南非、法國、愛爾蘭、德國、英國、埃及、西班牙、義大利
作　　用	鎮靜、舒緩、止痙攣、抗過敏、通經
適用症狀	皮膚與呼吸系統過敏、皮膚保養
對應星座	天蠍座
對應礦石	石榴石、紅寶石
警　　告	注意濃度和刺激性、懷孕禁用

 香蜂草帶來的恩澤

閃耀　平靜　祈求　達成　希望　豐盛　熱情　信賴　允許
愛　願景　決斷　即刻　簡單

 可調合的精油

橙花　薰衣草　天竺葵　依蘭依蘭　羅馬洋甘菊

～ 省 思 小 語 ・ k o t o n o h a ～

永遠去做 100% 喜歡的事，重點是 100%。

● 灌注能量的魔法手作

(提振太陽神經叢)

●準備材料：
· 喜歡的容器
· 黃金荷荷芭油…1大匙
· 聖約翰草油…1小匙
· 香蜂草精油…1滴
· 玻璃攪拌棒

1、到一間可以安靜獨處的房間。

2、在喜歡的容器裡加入1大匙的黃金荷荷芭油和1小匙的聖約
翰草油。

3、再加入1滴香蜂草精油，並用玻璃棒攪散。

4、在太陽神經叢（上腹部）以及背部的相對位置塗抹，並順
時鐘輕柔按摩。

5、大大地吐一口氣後，開始做腹式呼吸。

6、從鼻子吸氣三秒後閉氣四秒，再用嘴巴吐氣七秒。重複幾
次這樣的呼吸循環。

eucalyptus 尤加利

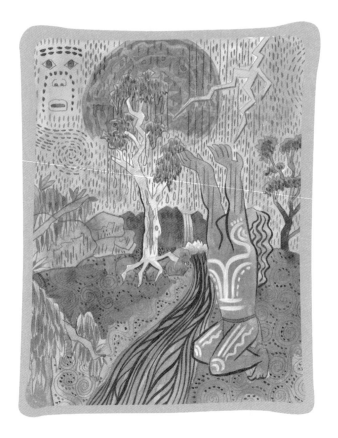

PURIFICATION
水的淨化

芳香精靈的呢喃

　　乾涸的大地吸收水分，生命的漩渦如大地脈動生生不息。傾盆大雨打落在地上，彷彿用一股令人無法抗拒的力道拍拍打著你，將深埋在你身體中的堵塞、焦慮以及附著在表面的混亂與不安等無用之物一抹而去。當毒素、廢物與疼痛從疲憊的身軀中清除後，取而代之的能量才能逐漸被填滿。

　　偶爾會遇到情緒爆炸或被別人激怒的狀況，這些事好似安排好的試煉。心中不免期待著這種解放，可以好好大哭一場。淚水是最好的淨化。淨化的雨水必能為你帶來新生，它滋養大地使其肥沃，也為你開啟新的生命循環。別擔心，一旦那淤塞在心中的廢物像退去外衣般隨著淚水離開，你將宛如新生。當靈魂乾涸之際，被保留在土壤中的雨水，會成為湧泉隨時滋潤你。

eucalyptus 尤加利

英　　文	Eucalyptus
學　　名	*Eucalyptus globulus*
科　　屬	桃金孃科
萃取部位	葉
萃取方式	蒸餾法
化學成分	1,8桉油醇、α-松油萜
主 產 地	澳洲、葡萄牙、中國、西班牙、南非、馬達加斯加、法國
作　　用	殺菌、抗病毒、消炎、鎮痛
適用症狀	感冒、呼吸系統發炎、花粉症、過敏、肌肉痠痛、跌打損傷
對應星座	水瓶座
對應礦石	天珠、藍寶石、雞血石
警　　告	注意刺激性、使用劑量

尤加利帶來的恩澤

明亮　悠閒　快樂　自由　勇氣　專注　清晰　自覺　洞察
達成　潔淨

可調合的精油

薰衣草　迷迭香　葡萄柚　檸檬　茶樹

～省思小語・kotonoha～

不用擔心明天的事。像無尾熊一樣緩慢、悠閒、放鬆。

灌注能量的魔法手作

(放下重擔的魔法毛巾)

●準備材料：
· 有機棉小毛巾
· 臉盆
· 熱水
· 伏特加…1大匙
· 尤加利精油…1-3滴

1、將厚的有機棉毛巾折成與肩同寬的細長狀。
2、臉盆中倒入熱水。
3、1大匙伏特加裡滴入1-3滴尤加利精油充分混合後加入臉盆
　　熱水中。
4、手握毛巾兩端將其浸入熱水之中，手保持在水面外（熱水
　　燙手，要小心燙傷！）浸濕後將水擰乾。
5、熱毛巾放置於肩膀，頭手自然下垂完全放鬆肩膀。
6、待毛巾變涼後取下。

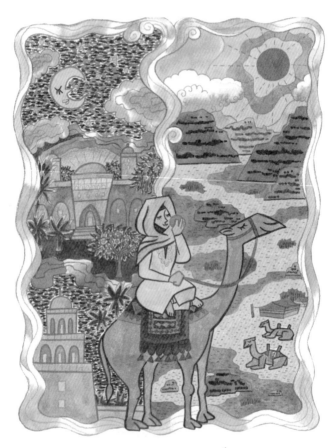

RELEASE & GAIN

放手後再獲得

芳香精靈的呢喃

一直以來你到底在尋找什麼？你總是猜測這樣東西可能被埋在沙漠或是在某人手上？或是在世界的某個角落，你發現找到的東西總與想像的不同而變得徬徨焦躁，其實外面沒有你要找的東西，不用再貪心地盲目尋找了。

你擁有許多夢想與美好的願景藍圖，卻很少真的行動，或是永遠無法滿足，卻不想付出更多的努力抓著夢想。醒醒吧，回顧你身邊的可能性，其實那些馬上就能實踐的夢想就在你伸手可及之處，或者你其實已經很富有了。

有些已經具體擁有的事物，你視它為理所當然而從未察覺到它的可貴。不要等到失去才發覺自己所擁有的一切，盡快拋開既定印象與先入為主的觀念張大雙眼，為了實踐夢想更有自覺地活著。

立定明確的目標為自己開創充滿喜悅的人生。實踐夢想的機會掌握在你手裡，不要忘記你擁有「希望」這顆珍貴的寶石。

bergamot 佛手柑

note

英　　文	Bergamot
學　　名	*Citrus bergamia*
科　　屬	芸香科
萃取部位	果皮
萃取方式	壓榨法
化學成分	乙酸沉香酯、檸檬烯、芳樟醇、手柑內酯
主 產 地	義大利、突尼西亞、摩洛哥、幾內亞
作　　用	興奮、消除疲勞、舒緩、鎮靜、抗憂鬱、調整消化機能、抗菌
適用症狀	身心俱疲、憂鬱傾向、失眠、食欲不振、感染
對應星座	金牛座
對應礦石	拓帕石、黃方解石、橘方解石
警　　告	光敏性

 佛手柑帶來的恩澤

閃耀　魅力　希望　飽滿　豐富　純粹　感謝　釋放　平衡
溝通　自我再造

 可調合的精油

玫瑰　橙花　天竺葵　薰衣草　茉莉　花梨木

～ 省 思 小 語 ・ k o t o n o h a ～

別擔心，一切都準備好了。

● 灌注能量的魔法手作

(和樂融融)

●準備材料：
・打掃用具
・喜歡的器皿
・檜木屑或天然鹽…一把
・佛手柑精油…3-5滴
・花草
・健康的食物

1、以快樂的心情仔細打掃房間、廚房、廁所、玄關、院子。
2、在喜歡的器皿放上檜木屑，或在貝殼上放上天然鹽。
3、在2滴上3-5滴佛手柑精油，放置房間或玄關內。
4、在室內或玄關插花。
5、招待朋友或親人到家裡玩，度過快樂時光。
6、準備糙米、豆子和當季蔬菜等有益健康的食物招待他們。

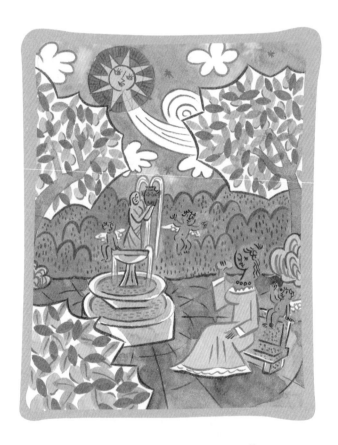

PLAYFUL, HARVEST
玩樂、收穫

芳香精靈的呢喃

　　待人親切友善並認真經營人際關係是令人讚賞的事。你溫和親切的態度眾人皆知，也擁有好人緣。但是，無時無刻關照他人、體貼入微，處處為別人著想已經變成你的負擔與壓迫。聽人吐苦水也該有一定限度，有些事還得由當事人自己去克服才行，無法由別人代勞。你只要默默守護他們即可。

　　就算工作忙碌無法請長假，也無法遠行，還是得找時間休息。到附近的公園曬曬太陽，在草皮上翻滾，傾聽流水聲，呼吸花朵芬芳的氣息吧。大自然中的精靈將帶給你光明與力量。

　　找出一種讓自己回復光采的方式，一面哼著歌輕鬆愉快享受生活。好奇心能使眼神充滿光采，儘管是遊戲也能充滿收獲。

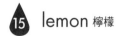 **15 lemon** 檸檬

note

英　　文	Lemon	
學　　名	*Citrus limon*	
科　　屬	芸香科	
萃取部位	果皮	
萃取方式	壓榨	
化學成分	檸檬烯、檸檬醛	
主 產 地	西班牙、義大利、美國、南非、以色列、巴西、幾內亞	
作　　用	消除疲勞、提振、殺菌、活化免疫系統、收斂、促進消化、促進腸道蠕動	
適用症狀	精神疲勞、提神醒腦、淨化室內	
對應星座	水瓶座	
對應礦石	天河石、藍晶石、黃水晶	
警　　告	光敏性	

🜄 檸檬帶來的恩澤

明亮　純粹　坦率　輕盈　可愛　好精神　清爽　明智　夢想
自信　克服

🜄 可調合的精油

羅馬洋甘菊　薰衣草　歐薄荷　檸檬香茅

～ 省 思 小 語 ・ k o t o n o h a ～

停止思考，仰望天空會得到一切的答案。

🌢 灌注能量的魔法手作

(返老還童)

●準備材料：
· 薰香燈
· 兒時喜愛的物品
· 檸檬精油…2-3滴

1、在薰香燈滴入2-3滴精油，使香氣飄散在室內。

2、吃著兒時最喜歡的點心，把兒時最喜歡的東西放在身邊。

3、想像自己穿越到過去。

4、小時候的你是不是正專注在遊戲上？不妨加入他吧。

5、試試跟小時候的自己對話，聽聽那稚嫩的聲音想說什麼。

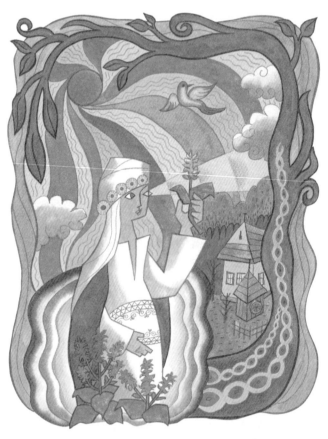

REHOLDING FEMALE NATURE

找回直覺、陰性能量

芳香精靈的呢喃

　　現在的你就是天衣無縫的完美存在。唯一擁有祝福且無可取代的生命之光。在女人的身體中設定了一組基因，每個月都有一次淨化與安定身心的機會，重啟生命的光采。這一段神聖的時光你將再次與大自然連結。身體需要透過符合自然韻律的季節食物滋養，方便又簡單。

　　請重新看待自然的飲食生活，不要因為麻煩就便宜行事，小心暴飲暴食，留意你的健康。每日被工作、家事追著跑，忙得連聊天的機會都沒有的話，你勢必會錯過美好的人際關係。壓力與存錢不同，不需要老是神經緊繃，讓壓力隨時累積到爆表邊緣。放鬆心情找回活力吧。

　　想擁有一顆溫柔典雅又寬大的心，首先得從放鬆心情讓自己感受豐盛開始。溫暖的感覺會像日光那般從身體散發出來，使血液在全身循環。

clary sage 快樂鼠尾草

note

英　　文	Clary Sage
學　　名	*Salvia sclarea*
科　　屬	唇形科
萃取部位	花與葉
萃取方式	蒸餾法
化學成分	乙酸沉香酯、芳樟醇、快樂鼠尾草醇
主 產 地	保加利亞、法國、摩洛哥、義大利、俄國、紐西蘭
作　　用	鎮靜、止痙攣、調整荷爾蒙、通經
適用症狀	經前症候群、經痛、更年期障礙、孤單、不安、加速分娩
對應星座	雙魚座、巨蟹座
對應礦石	東菱玉、月光石
警　　告	避免使用高濃度、懷孕禁用

 快樂鼠尾草帶來的恩澤

陰性　無憂無慮　幸福感　慈愛　神聖　傾聽　變化　回復
整合

 可調合的精油

甜橙　佛手柑　天竺葵　依蘭依蘭　薰衣草

～省思小語・kotonoha～

迷路與徬徨的時候，請想起我（快樂鼠尾草）吧。

灌注能量的魔法手作

(祝福你成為一個女人蠟燭)

●準備材料：
・ 鍋子
・ 耐熱容器
・ 玻璃攪拌棒
・ 免洗筷
・ 燭蕊（或是沾醋後乾燥的棉線）…1根
・ 蠟燭模（或紙杯）
・ 蜂蠟…40g
・ 荷荷芭油…2小匙
・ 快樂鼠尾草精油…5-10滴
・ 剪刀

1、用免洗筷夾住燭蕊，讓免洗筷靠在蠟燭模杯緣，使蕊心垂在正中央。
2、耐熱容器加入40g蜂蠟和2小匙荷荷芭油，隔水加熱至溶為液體。
3、稍稍降溫後滴入5-10滴快樂鼠尾草精油拌勻，再倒入蠟燭模中。
4、燭蕊剪成適當長度後置入冰箱1-2小時冷藏。
5、完成的蠟燭放在盤子上，周圍裝飾乾燥橙皮、色彩美麗的花草、種子和香料。
6、點燃蠟燭，感受身為女性的喜悅，傾聽來自內在的聲音。

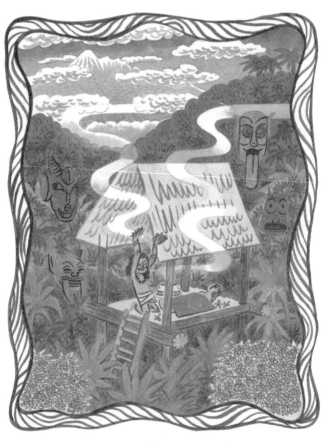

SHAMANIC HEALING

薩滿療癒

芳香精靈的呢喃

像是偶爾，也是必然，無法想像的事如同不可思議的魔法般接連地發生。

無法預期的狀況和變化帶來迷惑人心的氣氛，感情如鐘擺般搖動不止，身心好像都快追不上那快速的變化。別擔心，那種情感的波動會愈來愈小，在身體的核心慢慢地沉澱穩固下來。帶著信任把自己交出去，你將重新與內在進入更深層次的連結。

大地的能量與生命的氣息會守護著你，當靈性與感性更加敏銳，身體中每個細胞的記憶將甦醒，感受大地萬物本是一體的喜悅。平靜、深呼吸可治癒你身體的核心，平和穩定地填滿能量。

你的企圖心與動能將與沉睡在體內的強大本能結合，使你更有韌性更加堅強。連同洞察與知覺也變得更深層。你擁有強大的意念，並能讓其顯化，請時常懷抱純淨正向的願望。

patchouli 廣霍香

note

英　　文	Patchouli
學　　名	*Pogostemon cablin*
	Pogostemon patchouli
科　　屬	唇形科
萃取部位	葉
萃取方式	蒸餾法
化學成分	廣霍香醇、廣霍香烯、布藜烯
主 產 地	印尼、印度、馬來西亞、緬甸、巴拉圭
作　　用	鎮靜、強壯、利尿、防蟲、消炎
適用症狀	提不起勁、憂鬱傾向、皮膚保養、水腫
對應星座	獅子座、摩羯座
對應礦石	黑曜岩

 廣霍香帶來的恩澤

穩定　深刻的感受　增強　生命力　活力　遠大的志向　忍耐
自愛　無憂無慮　改變

可調合的精油

甜橙　橙花　玫瑰　乳香　黑胡椒

～省思小語‧kotonoha～

相信自己與核心連結，創造力會不時地湧現。

92

🌢 灌注能量的魔法手作

(激發創造與藝術的
魔法油)

●準備材料：
・ 有蓋玻璃瓶
・ 夏威夷果油…2大匙
・ 酪梨油…少許（珍珠顆粒大小）
・ 廣霍香精油…1滴

1、玻璃瓶內加入2大匙夏威夷果油和少許酪梨油。
2、滴入1滴廣霍香精油，蓋上瓶蓋搖晃均勻。
3、到不受打擾的房間，取少量油在手掌。順時鐘按摩肚臍下
二指和薦骨之間範圍。剩下的油可保存2-3週。
4、將身體想像成你喜歡的樹，從種子開始發芽茁壯，根深入
地底，開展枝葉邁向天際愈來愈大。

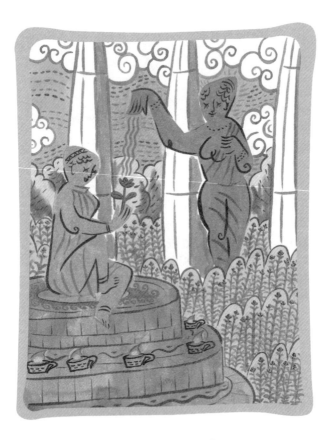

WARMTH, SOFTNESS
溫暖、柔軟

🌢 芳香精靈的呢喃

　　人際交流的暖意與溫情能讓你成長茁壯，因為人是無法獨立生存的，必須相互關懷，並以溫柔的心包容彼此。人生舞台上人們各司其職，即使你認為自己被交付重責大任，快被壓力擊垮，也絕不可能孤獨一人。在不同情況給與支持，與你感同身受的人一定會出現。他與你互相扶持，互為光影，彼此輪替，到了某天你也能成為別人的後盾。

　　在逐夢踏實的路上必定有人助你一臂之力，言語的激勵能點燃勇氣，所湧出的暖意是永不枯竭的燃料。讓我們歌頌彼此善良的部分，並認可與尊重自己與他人。這樣的連結能成就人脈，當你站上人生巔峰或面臨重大挑戰，這些人脈都是你堅實的基礎。

18 sweet marjoram 甜馬鬱蘭

●●●●●●●●●●●●●●●●●●●●●●●●●●●●●●●●●●●●●●●

note

英　　文	Sweet Marjoram
學　　名	*Origanum majorana*
科　　屬	唇形科
萃取部位	葉
萃取方式	蒸餾法
化學成分	萜品烯-4-醇、香檜烯、芳樟醇
主 產 地	埃及、利比亞、西班牙、英國、匈牙利、法國、突尼西亞
作　　用	鎮經、止痙攣、強壯、降血壓、通經
適用症狀	促進血液循環、肌肉痠痛、生理痛
對應星座	水瓶座、處女座
對應礦石	太陽石
警　　告	懷孕禁用

💧 甜馬鬱蘭帶來的恩澤

溫暖　鎮定　強化　原諒　同理心　飽滿　回復　生存　達成

💧 可調合的精油

薰衣草　花梨木　迷迭香　佛手柑　葡萄柚

～省思小語・kotonoha～

發覺內心的燭光，慢慢地加熱，變得堅強與溫柔。

96

● 灌注能量的魔法手作

(溫暖身心的熱按摩油)

●準備材料：
· 鍋子
· 小的耐熱容器
· 玻璃攪拌棒
· 荷荷芭油…1大匙
· 金盞花油…1小匙
· 甜馬鬱蘭精油…1-3滴
· 棉質的舒服舊睡衣

1、1大匙荷荷芭油和1小匙金盞花油倒入耐熱容器隔水加熱至
　　比體溫稍高。
2、再滴入1-3滴甜馬鬱蘭精油，用玻璃棒充分攪拌。
3、確認油溫適中不過燙，每回取50元硬幣大小的分量，慢慢
　　用畫圓的方式塗抹全身。
4、停在冰冷、不適的部位，用手包覆並輕柔按摩。
5、也可以請伴侶為你塗抹。
6、用紙巾將身上多餘的油拭去，穿上睡衣直接入睡。

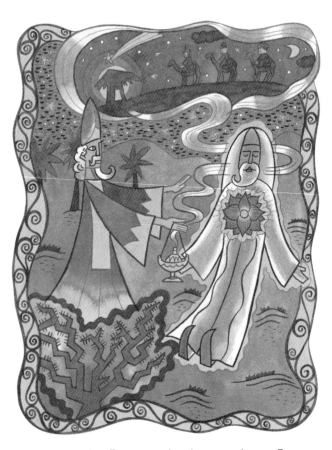

REBIRTH, GUIDING LIGHT
重生的指引、啟示

芳香精靈的呢喃

　　你正準備迎接人生的新階段，該捨去雜念洗刷心情，重新檢視過去所認定的真理。

　　你也許受到啟發，或是發生一些事，甚至面臨離別等必須下重大的決定，無論如何這都是個畫上句點的轉換期。放寬心把對你無用之物全都捨去，將其埋葬是必要的。

　　展開雙臂迎接被愛包裹的淨化與重生。莫急莫慌莫害怕，放下心中的糾結與執著，讓改變加速進行，並接受它的到來。

　　試著用愛灌溉生命吧！那些冬季枯萎的植物，其實它的種子在土壤中沉睡等待時機發芽。枯葉與枯枝是土地重要的養分，春光催化新生命的萌芽，神聖的生命之輪從不停歇，無斷運轉著。你也不例外，正準備重生。

　　為了讓所有動機都能因愛而生，應秉持真心真意行動，我們不該忘記這些等待的日子。為了重生我們該讓熱情與生命力之花永遠在心中燦爛綻放，光明會引導你前進。

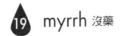

19 myrrh 沒藥

英　　文	Myrrh
學　　名	*Commiphora myrrha*
	Commiphora abyssinica
科　　屬	橄欖科
萃取部位	樹脂
萃取方式	蒸餾法
化學成分	桂皮醛、檸檬烯、α-松油萜、丁香酚
主產地	索馬利亞、埃及、摩洛哥、依索比亞、厄利垂亞
作　　用	鎮靜、舒緩、抗菌、消炎、通經
適用症狀	冥想、呼吸系統感染、鵝口瘡、護膚
對應星座	摩羯座
對應礦石	赤鐵礦、石榴石
警　　告	懷孕禁用

沒藥帶來的恩澤

覺知　復活　再生　保護　平靜　無限　包容　智慧　決斷
神聖　純粹

可調合的精油

乳香　安息香　薰衣草　甜橙

~ 省 思 小 語 · k o t o n o h a ~

永恆不變的事物很美，
恆常變化的事物也很美。

◆ 灌注能量的魔法手作

(回歸真實自我的面膜)

●準備材料：
・ 數年未用的陶瓷容器
・ 木湯匙
・ 蜂蜜…1/2小匙
・ 沒藥精油…1滴
・ 膨潤土（皂土；Bentonite）…1小匙
・ 泉水…1又1/2大匙
・ 玫瑰純露…少許

1、從碗櫃找出數年未用過的陶瓷容器。
2、取1/2小匙蜂蜜加入沒藥精油充分混合
3、陶瓷容器中加入膨潤土1小匙和泉水1又1/2大匙，再加入混好的2，放置一會兒。
4、膨脹後用木湯匙拌勻。
5、拌至絲滑用木湯匙塗臉，待面膜乾燥用熱水洗淨。
6、手掌灑上玫瑰純露，輕柔地包覆全臉。
7、將陶器打破（小心不要割傷，也不要傷到他人）。

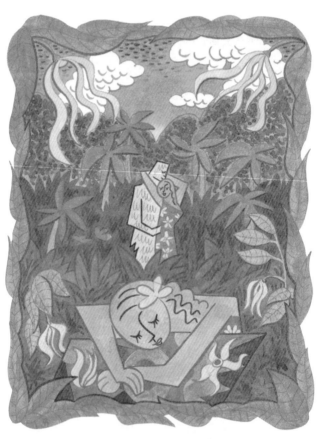

SEXUAL HEALING

感官療癒

芳香精靈的呢喃

一生中，無論是誰都多少有品嚐過愛情的果實，而屬於你的回憶是什麼滋味呢？是在遠處默默守護對方的愛戀？或是積極表達自我的愛情？為什麼單戀的一方心情總是苦澀？因為它讓人的妄想無止盡擴張，又讓人每日長吁短嘆。戀愛像在甜美的書頁間悄悄地夾入一片書籤，使人沉浸在夢境般氛圍。

俗語說「愛情讓人盲目」，此刻理性與常識都離我們遠去，一旦陷入愛的漩渦，一切的事物在眼裡都有了美好的註腳，換個角度來想這也許是相當正面的態度。當你對自己沒自信感到灰暗，不妨在心中默唸三次「情人眼裡出西施，情人眼裡出西施，情人眼裡出西施。」讓心情明亮起來。

接納自己原有的樣子，反而能讓屬於你的性感特質顯露出來。有時候感到自卑的地方，別人看起來卻很可愛。好好發掘自己的魅力，更愛自己一點。

note

英　　文	Ylang Ylang
學　　名	*Cananga odorata*
科　　屬	番荔枝科
萃取部位	花
萃取方式	蒸餾法
化學成分	芳樟醇、牻牛兒醇、乙酸苄酯
主 產 地	葛摩、馬達加斯加、菲律賓、南洋群島
作　　用	鎮靜、舒緩、提振、調整荷爾蒙、降血壓、促進性欲
適用症狀	神經緊張、舒解憂鬱、經前症候群
對應星座	金牛座、天蠍座
對應礦石	磷灰石
警　　告	使用量

💧 依蘭依蘭帶來的恩澤

浪漫　女性　平衡　熱情　感受根源　幸福感　緩和

💧 可調合的精油

茉莉　橙花　甜橙　檸檬

~ 省 思 小 語・k o t o n o h a ~

試著探索深藏在內心的興奮情緒。

灌注能量的魔法手作

(撫觸時光)

●準備材料：
・ 杏桃核仁油…1大匙
・ 暖色系玻璃容器或小陶器
・ 依蘭依蘭精油…1滴

1、軟墊、毛巾、音樂、照明、房間溫度都調整到舒適的狀
　　態。

2、洗淨雙手。

3、容器中調合1大匙杏桃核仁油和1滴依蘭依蘭精油。

4、將容器放在掌中順時鐘旋轉，讓基底油和精油慢慢融合。

5、跟你的伴侶一起深呼吸，調整意識。以手指攪動基底油並
　　取適量在手掌上，緩慢塗抹在伴侶身上。

6、按摩的手要輕柔滑順，順著伴侶肌膚散發的光彩撫去，想
　　像二人融為一體。

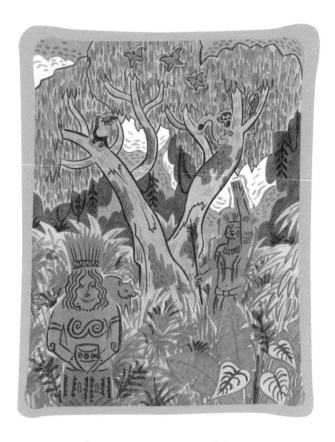

TRANSFORMATION
轉變、融合

● 芳香精靈的呢喃

很多時候我們期待別人跟自己有相同的心情，但這是很自我的想法。對於不同的感受、個性、意見都該互相尊重，少了糾紛與對立自然也少了不必要的壓力，生活會更輕鬆自在。愈是講求共識，代表對差異愈敏感。人們只要學會分享、彼此讓步就好。

遇到一個志趣不同的人馬上就判定對方跟自己不和而完全劃清界線，若是碰到一群興趣不同的人便開始認為自己被排擠，整個人變得神經質。其實這些都隱藏著你的偏見與先入為主的想法。人們往往深入交談後，才會發現有許多共同點，突然又意氣相投了起來。也許你早該敞開心胸交流，我們永遠不知道什麼時候會遇上知己，緣分就是那麼奇妙。不同性格的人聚集在一起，總能腦力激盪出新的點子。融合各方優點所產生的化學反應造就獨一無二的成品，才是最令人期待的事情。

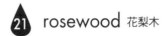

● ●

note

英　　文	Rosewood
學　　名	*Aniba rosaeodora*
科　　屬	樟科
萃取部位	木材
萃取方式	蒸餾法
化學成分	芳樟醇、橙花醇、牻牛兒醇、松油醇
主 產 地	巴亞、圭亞那、南美
作　　用	調節自律神經、提振免疫、鎮痛、殺菌、消毒、清除體臭
適用症狀	身心俱疲、呼吸系統感染、頭痛、無力、憂鬱傾向
對應星座	射手座、天秤座
對應礦石	黑髮晶、茶晶、魚眼石、青金石

💧 花梨木帶來的恩澤

守護　大自然　寬容　喜悅　奉獻　平衡　清爽　輕巧　循環
再生

💧 可調合的精油

薰衣草　乳香　橙花　杜松　絲柏

～省思小語・kotonoha～

非左非右中庸之道乃生存之道。

🝔 灌注能量的魔法手作

(消除疲勞的沐浴球)

●準備材料：
· 缽
· 小蘇打…1大匙
· 檸檬酸…2小匙
· 玉米澱粉…2小匙
· 甘油…少於1/2小匙
· 花梨木精油…3-5滴
· 保鮮膜
· 橡皮筋

1、缽裡加入1大匙蘇打粉、2小匙檸檬酸、2小匙玉米澱粉、少
　　於1/2小匙的甘油，再滴入3-5滴花梨木精油混合均勻。
2、取保鮮膜將1的材料塑形成球體，用橡皮筋固定，靜置一會
　　兒直到沐浴球變硬。
3、將沐浴球放入浴缸，加入熱水。
4、一邊泡澡一邊想像疲勞像泡沫般消散在水中，並想像流水
　　從頭到腳潔淨全身。

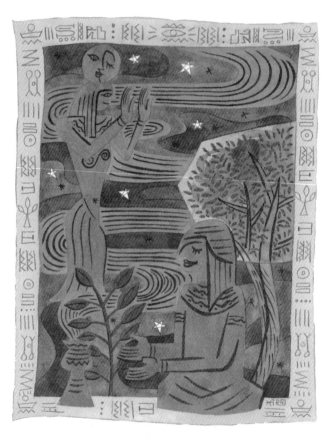

PRAYAR MEDITATION
祈禱、冥想

芳香精靈的呢喃

創造寧靜的時刻,乘著香氣向更深層的內在,宇宙的源頭前進。

你會感受到閃耀的星辰引導你,源源不絕的智慧之泉充沛地湧現。它們溫暖地包裹你的困惑、糾結、過時的觀念,將它們帶走。你將柔軟地與大地連結。

霧、雨、雪都是水元素的不同面向,要如何看待自己只有自己能決定。本質是不會變的。選擇直覺告訴你最適合的東西,隨心所欲自由地發揮。

覺得重要就緊抓不放,花朵必定會枯萎。放下執著讓它美麗地在水中綻放吧。使你的靈魂坦露,毫無畏懼地攤開手心,轉瞬間夢想的蓓蕾將在你的掌心膨脹。

懷抱自信,你將優雅美麗容光煥發。

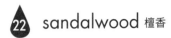
note

英　　文	Sandalwood
學　　名	*Santalum album*
科　　屬	檀香科
萃取部位	心材
萃取方式	蒸餾法
化學成分	α-檀香醇、β-檀香醇、α-檀香烯、β-檀香烯
主 產 地	印度、澳洲、印尼、巴拉圭、新喀里多尼亞
作　　用	鎮靜、強壯、去痰、抗菌、止咳
適用症狀	冥想、感冒、護膚、緊張、亢奮
對應星座	摩羯座
對應礦石	虎眼石、黃水晶

 檀香帶來的恩澤

冥想　感官　神聖　內在旅程　覺知　靈性滋養　深思熟慮
寂靜

 可調合的精油

玫瑰　茉莉　依蘭依蘭　佛手柑　絲柏　橙花

～省思小語・kotonoha～

這是靈性旅程的時刻，
平靜地隨著內在之河愈沉愈深。

112

● 灌注能量的魔法手作

(感受自我核心的乳液)

●準備材料：
· 陶瓷容器
· 牙籤…2根
· 乳油木果脂…1小匙
· 檀香精油…1滴

1、將1小匙乳油木果脂放入陶器中，用2根牙籤攪拌。

2、拌到乳油木果脂呈現乳霜狀時滴1滴檀香精油。

3、在臉的中心（眉心、人中、下巴）點上米粒大小乳油木果脂，慢慢推開至全臉。

4、將意識集中在呼吸，感受香氣。隨著每次呼吸放鬆身體與心情。

5、讓身體輕輕地前後左右擺動，擺盪由大變小，一邊感受自我核心。

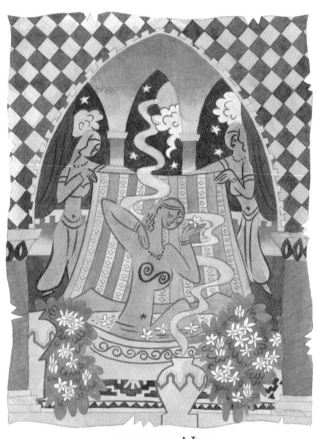

SEXUALITY
性感、熱情、本質

芳香精靈的呢喃

　　如果明天是特別為女人歡慶的節日，你想怎麼度過呢？若能成為人人傾慕的異國公主，你會如何打扮自己，在前一夜作什麼準備呢？

　　穿上用蜜月的銀色甘露製成的華美上衣，沉浸在甜美的氛圍中。你的肌膚在月色映襯下鮮嫩欲滴，吹彈可破。裝扮成公主用美麗的服飾裝點自己是不是很棒呢？珍貴的悠閒時光當然要好好寵愛自己，讓身體感到喜悅。

　　接著我們慢慢將美的意識擴散到身邊的事物，用你高尚的品味裝點他們，包括衣服、食物、餐具、室內布置。你可以一點一滴購買讓它們慢慢圍繞你。

　　不用對自己擁有的浪漫情懷感到羞恥，揮灑你的魅力，讓身心融化在這夢幻風情中。解放你身為女人的特質，讓美麗與包容的喜悅覺醒。

　　幸福別人無法給你，而是靠自己創造。

note

英　　文	Jasmine	
學　　名	*Jasminum officinale*	
	Jasminum grandiflorum	
科　　屬	木犀科	
萃取部位	花	
萃取方式	揮發性有機溶劑萃取法	
化學成分	乙酸苄酯、芳樟醇、順式茉莉酮	
主 產 地	埃及、阿爾吉利亞、摩洛哥、義大利、法國、印度、葛摩	
作　　用	提振、強壯、調整荷爾蒙	
適用症狀	身心俱疲、不安、內分泌失調	
對應星座	天秤座、天蠍座、雙魚座	
對應礦石	藍寶石、紅碧玉、紅寶石、藍紋瑪瑙	
警　　告	注意使用量、懷孕禁用	

茉莉帶來的恩澤

熱情　愛　無上的幸福　守護　充實　增強　支持他人的力量
忍耐　母性

可調合的精油

橙花　甜橙　檀香　玫瑰

～省思小語・kotonoha～

解放埋藏已久的熱情。

灌注能量的魔法手作

(約會護身符)

●準備材料：
有機棉或麻質的布
針線包
有機化妝棉…3片
茉莉精油…1-2滴

1、縫一個小束口袋。
2、在一片化妝棉上滴1-2滴茉莉精油，用另外二片夾住。
3、三片化妝棉放入束口袋，在約會日隨身攜帶。

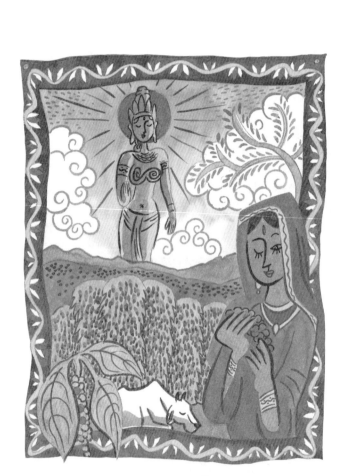

FEMALE ПATVRE
陰性

🌢 芳香精靈的呢喃

　　你所憧憬的理想女性擁有什麼面貌呢？為了更靠近這個形象你需要日復一日付出努力與行動，慢慢累積讓自己更加成熟。

　　「美麗不是一日造就，要靠持續努力。」那些纖細又虛無飄緲的悲劇女主角，以及光靠外表裝可愛的敷衍美女並不適合你，更不可能是你的目標。

　　你不愛回頭看，沉溺在泥濘般的緬懷，而熱愛活在當下。生活得簡單乾脆，自信而強大才是你所擁有的特質。開朗與堅強大概是女性天生就擁有的本質吧，你率真的表現並不會惹人討厭，反而給人聰明與溫暖的感覺。

　　不是教你狡詐與城府，而是成就自己知性面與同理心，真正的內在涵養與穿著和人前表現無關，重點在於人後的修養與自然流露的氣質。

black pepper 黑胡椒

英　　文	Black Pepper
學　　名	*Piper nigrum*
科　　屬	胡椒科
萃取部位	果實
萃取方式	蒸餾法
化學成分	α-松油萜、β-松油萜、檸檬烯、β-丁香油烴
主 產 地	斯里蘭卡、印度、馬來西亞、馬達加斯加
作　　用	強壯、發汗、鎮痛、激勵、保溫、驅風
適用症狀	肌肉痠痛、食欲不振、手腳冰冷
對應星座	白羊座、天蠍座
對應礦石	孔雀石
警　　告	些微刺激皮膚、注意使用量與濃度

黑胡椒帶來的恩澤

激勵　加溫　增強　清晰　聰明　洞察　衝勁　爆發力　純粹
淨化　守護

可調合的精油

迷迭香　葡萄柚　杜松　絲柏

～ 省 思 小 語 ‧ k o t o n o h a ～

休息結束，該是衝刺的時刻。

🌢 灌注能量的魔法手作

(溫暖核心的足浴)

●準備材料：
· 好坐的椅子
· 觸感佳的自然材質蓋毯
· 加滿熱水的熱水壺
· 加滿溫水的大臉盆
· 酒（伏特加、清酒、燒酒皆可）⋯1小杯
· 黑胡椒精油⋯1滴
· 毛巾
· 襪子（絲質或有機棉的五指襪較好）

1、備妥椅子、蓋毯和加滿熱水的熱水壺。
2、在大臉盆裡注入比平日洗澡稍微熱一點的水。
3、在喜歡的酒裡加入黑胡椒精油，混合後倒入臉盆。
4、腳浸泡到腳踝，膝上蓋上毯子。
5、想像地球的熱能從腳底竄升，輕鬆呼吸並動一動腳趾與腳掌。
6、熱水變冷可以從水壺加入熱水，直到身體感到溫暖。
7、毛巾擦乾腳再穿上襪子。

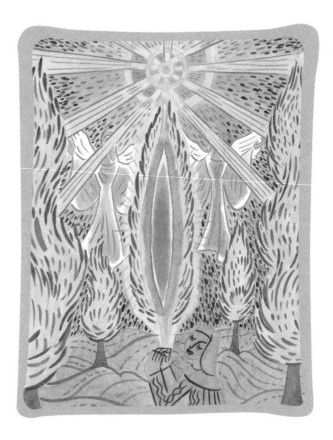

HIGHER VIBRATION
深層共鳴

🌢 芳香精靈的呢喃

在你的心中是否有刻意掩蓋不想被別人知道，或是自我欺騙又虛假的事物存在呢？此時此刻淨化的光將照亮你的黑暗面讓這埋藏以久的陰暗無所遁形。眩目的光線照射著你，讓真面目攤在陽光底下。

無須隱藏，揭開蓋子，洗淨被雲霧籠罩的心，重新立定志向。

重新覺知自我核心，排除困惑回歸真心。你必須用明確的態度面對事物，這是該察覺自我使命的時刻。

清理對身心無用的、浪費的東西，重新上緊發條，不要害怕面對自己的本質，愛的能量將不斷地灌注你，無時無刻守護你。

內在深處的靈性正靠近覺悟與高層次的光。用良善與活在當下的心情去引導祂，用清晰的視野持續地關注自己的成長。

25 cypress 絲柏

 note

英　　文	Cypress
學　　名	*Cupressus sempervirens*
科　　屬	柏科
萃取部位	葉片與果實
萃取方式	蒸餾法
化學成分	α-松油萜、δ－3－蒈烯、萜品醇、
主 產 地	西班牙、摩洛哥、法國、德國、西班牙、義大利、印度
作　　用	鎮靜、收斂、利尿、血管收縮、消除體臭
適用症狀	月經過多、水腫、護膚
對應星座	雙子座、巨蟹座、水瓶座
對應礦石	藍銅礦、硫黃

絲柏帶來的恩澤

守護　祈禱　淨化　療癒　覺醒　洞察　調整身心　智慧
激勵　流動

可調合的精油

葡萄柚　杜松　大西洋雪松　花梨木

~ 省思小語 · k o t o n o h a ~
什麼是真正重要的東西？
是一直以來珍藏的人事物，或是回憶？
傾聽內心的回答。

灌注能量的魔法手作

(足底輕盈的雜穀去角質油)

●準備材料：
- 陶瓷容器
- 雜穀（顆粒小的穀類如：小米、稗子、藜麥、粗玉米粉等）…1/2小匙
- 天然鹽…1小匙
- 甜杏仁油…1大匙
- 絲柏精油…1滴
- 木湯匙

1、陶器中加入1/2小匙雜穀和1小匙天然鹽，用木湯匙拌勻。
2、再加入1大匙甜杏仁油和1滴絲柏精油拌勻，完成去角質油。
3、在浴室用去角質油塗抹腳掌至膝蓋的範圍。
4、手掌以畫圓的方式輕柔按摩（小心不要用力磨擦）。
5、感受穀物的生命力與鹽的淨化效果，想像身體從腳開始呼吸的狀態。
6、當你能強烈感受腳趾與腳掌充滿能量，就能洗淨去角質油。

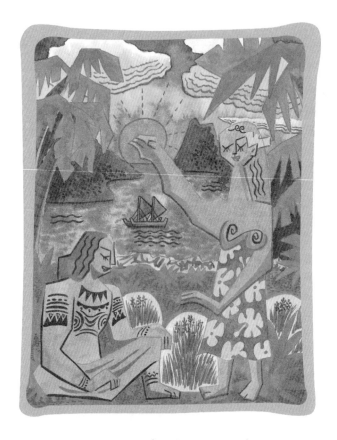

GROVΠDIΠG, HEALIΠG

與大地連結、療癒

🖤 芳香精靈的呢喃

　　沉穩的夕陽將大地染成一片昏黃，連你的身體也被黃澄澄的陽光浸透。暖意從腳底向上延伸，再緩慢地沉入地底。

　　當你覺得不安沒方向，心情紛亂，沒動力什麼都不想做的時候，不用勉強自己行動，只要靜靜地等待力量回復。當能量被灌滿，你會像在土地上生了根那般再次茁壯。

　　跟讓你感到安心、信賴、覺得寬心的人一起度過這段悠閒時光，到森林中親近大樹，一邊傾聽鳥鳴一邊散步，或潛入海裡與魚、海龜共游，或在沙灘上裸足享受海潮聲，或在草地上打盹，盡可能回到大自然的懷抱，給自己充電。

　　你該以平靜的心情等待再出發。等到身體充滿能量，身心協調的那一天。無可動搖的意志將支持著你，共同湧現幹勁與勇氣。

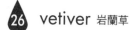

26 vetiver 岩蘭草

note

英　　文	Vetiver
學　　名	*Vtiveria zizanoides*
科　　屬	禾本科
萃取部位	根
萃取方式	蒸餾法
化學成分	岩蘭草醇、岩蘭草酮、岩蘭草烴
主 產 地	印尼、馬達加斯加、海地、印度、薩爾瓦多、大溪地、中國
作　　用	鎮靜、強壯、細胞修復、消毒
適用症狀	不安、神經質、肌肉痠痛、消除疲勞、護膚
對應星座	金牛座
對應礦石	黑碧璽、黃碧玉

岩蘭草帶來的恩澤

滋養　復活　行動力　堅定　勇氣　解開混亂　穩定　覺知
寂靜

可調合的精油

檀香　杜松　茉莉　依蘭依蘭　薰衣草

> ～省思小語．k o t o n o h a ～
>
> 站穩腳步，鼓起勇氣，平心靜氣向前行。

🔹 灌注能量的魔法手作

(大地扎根軟膏)

●準備材料：
· 小樹枝…1根
· 木頭容器或耐熱容器
· 鍋子
· 蜂蠟…2g
· 黃金荷荷芭油…2小匙
· 岩蘭草精油…1滴
· 溫熱開水…1大杯

1、2g蜂蠟與2小匙黃金荷荷芭油倒入木頭容器，再用鍋子隔水加熱。
2、蜂蠟溶解後停止隔水加熱，但持續攪拌。
3、外圍稍稍泛白時滴入岩蘭草精油。
4、用小樹枝攪拌均勻後待軟膏自然凝固。
5、取珍珠大小分量塗抹在腳底中心。
6、先不要踩到地板，仔細按摩腳底。
7、整隻腳掌抹上軟膏，溫柔地按摩腳趾、腳踝、腳跟、趾甲和腳側邊。
8、腳懸空轉動畫圓一圈後結束。
9、喝一大杯溫熱開水。

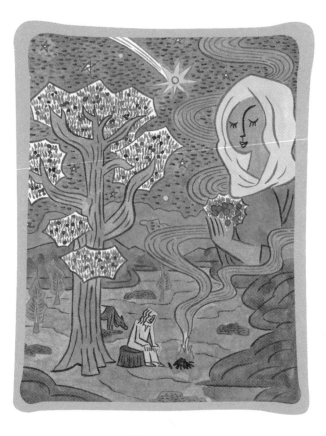

REVELATION, DECISION
啟示、決斷

芳香精靈的呢喃

改變的時刻到了。你是否向流星許願或發誓？

在你的心裡早就察覺到這個變化，只是任它悶燒無法下定決心面對，有一天無預警發生時會讓你措手不及。

這是人生重大的轉變，沒有任何預告就突然發生，有可能是開心的事，也可能被迫改善生活習慣或在精神生活上下了重要決定。過去理所當然的法則不再通用，很可能整個狀況都不同了，這對一些人而言或許是痛苦的挑戰。不過，你無須抗拒，就讓變化的波瀾清洗你，帶你流向遠方。

無論如何，這股強勁的淨化之流與轉變是靈魂成長不可或缺的要件。敞開心接納它吧。

有顆明亮的新星正為你指路，它在你心中閃爍著。相信自己，向嶄新的自己投以微笑，並說聲「早安！終於與你相會！請多指教！」

27 juniper berry 杜松（果）

note

英　　文	Juniper berry
學　　名	*Juniperus communis*
科　　屬	柏科
萃取部位	果實
萃取方式	蒸餾法
化學成分	α-松油萜、檸檬烯、萜品烯-4-醇
主 產 地	義大利、斯洛伐尼亞、匈牙利、法國、加拿大、克羅埃西亞、澳洲、印度
作　　用	利尿、發汗、鎮靜、通經、收斂、抗菌
適用症狀	水腫、肌肉痠痛、關節炎
對應星座	雙子座、射手座
對應礦石	硫黃、天珠、藍寶石
警　　告	長期使用、懷孕禁用

杜松帶來的恩澤

淨化　搪塞　冥想　精神性　感受性　創造力　引導　清晰

可調合的精油

葡萄柚　絲柏　花梨木　乳香

> ～ 省 思 小 語 · k o t o n o h a ～
>
> 只要下定決心把無用之物全部捨下，
> 你就準備好了。

● 灌注能量的魔法手作

(斷捨離的灰色入浴劑)

●準備材料：
· 玻璃或木容器
· 木湯匙
· 高嶺土…3大匙
· 杜松精油…2-3滴

1、用木湯匙在木容器中加入3大匙高嶺土。

2、再滴入2-3滴杜松精油即可完成灰色入浴劑。

3、在浴缸加入灰色入浴劑泡澡，一邊默唸咒語：「流水帶走不要的，流水帶走不要的。」

4、結束後拔起橡皮栓，看著髒水完全流乾。

5、最後清潔浴缸。

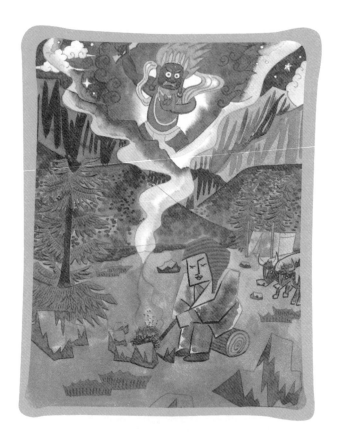

AWARENESS
從不安與恐懼中覺醒

芳香精靈的呢喃

知識與經驗的累積會帶給你自信，有時也可能成為不必要的堅持與無用之物。如果你總是堅持與過往相同的作法，必定會產生糾紛，並形成阻礙。莫忘初衷，同時搭上潮流，附和時事，並努力接納新的思想。

在漫長的人生旅途中誰沒有消沉過，當不安與恐懼悄悄爬上心頭蠱惑著你，防衛的城牆會愈築愈高，對人的不信任感造成牆內的孤獨感日漸膨脹。

這是個關鍵的時刻，請在心中選擇一條道路前進。在黑暗之中燃起勇氣的柴火，燒盡徬徨與恐懼。

你總是抱持同理心，真心誠意努力著。我期待你無所畏懼向新階段邁進。藉由徹底改變自己，激勵自己，通過試煉，你會更像個人，並且更加強大、豐盛。

28 cedarwood 大西洋雪松

💧 大西洋雪松帶來的恩澤

守護　靈性　祈求　淨化　自我核心　內在安定　深信　聰明　穩定　回復

💧 可調合的精油

橙花　乳香　甜橙　薰衣草　迷迭香

～省思小語・kotonoha～

內心深處堅定的信念，
將帶來新的身心平衡與勇氣向前邁進。

🌢 灌注能量的魔法手作

(空間淨化儀式)

●準備材料：
· 炭或白色鼠尾草
· 缽
· 熱水
· 大西洋雪松精油…1-3滴

1、打開窗戶，在空氣流通處放上炭或白色鼠尾草。
2、缽中加入熱水和1-3滴大西洋雪松精油。
3、拿著缽從房間中央走向四個角落用2灑淨。
4、想像自己在舒服的森林中，並深呼吸。
5、在腦中將森林的影像具體視覺化，感受樹林間流瀉的光線
　　及美好的樹木。

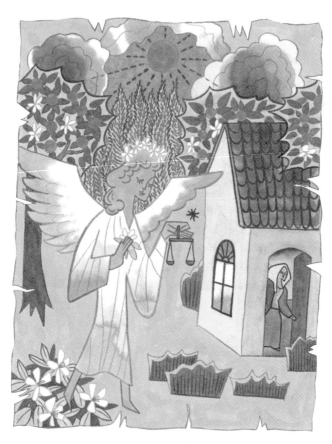

BALANCING

平衡

🌢 芳香精靈的呢喃

　　凡人無法輕易達到佛祖與觀音那個層次的境界。人難免會被黑暗吞噬封閉自我的心，雖然自己也不喜歡這樣，但免不了因得失心而憎恨或妒嫉他人。若無法擺脫這種心情，不由得又會自責。敞開心門讓光進來吧，也好讓朦朧的微風吹進你的心扉。

　　人心同時具備陰陽善惡二種特質，不斷在兩極中來回擺盪形成一種平衡。多數情況很難單純判斷出好或壞。

　　非黑即白又是非分明的思考模式會讓視野變得狹隘，內心更加僵固。放寬心胸給事物一點模糊的空間，輕鬆自在地生活吧。

　　比起正向思考，人其實更常以負面思想對待事物，任何事總擺脫不了往壞處想，作最壞的打算。人同時也是一種想像力活躍的生物，意念中的事物很容易具體成真。因此，請時常懷抱正面的心情，你的意念將給地球帶來影響。

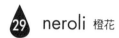

note

英　　文	Neroli
學　　名	*Citrus aurantium*
科　　屬	芸香科
萃取部位	花朵
萃取方式	蒸餾法
化學成分	芳樟醇、乙酸沉香酯、檸檬烯、牻牛兒醇、橙花醇
主 產 地	突尼西亞、義大利、法國、摩洛哥、葡萄牙、埃及、葛摩、西班牙
作　　用	鎮靜、舒緩、提振、促進皮膚細胞再生
適用症狀	精神打擊、憂鬱傾向、經前症候群、護膚
對應星座	獅子座
對應礦石	透石膏、祖母綠、紫龍晶、拉利瑪

橙花帶來的恩澤

愛憐　祝福　光采　同理心　內在安定　滿足感　寬容　柔軟　夢想
感恩　奉獻　祈求　靈性　守護　引導　治療

可調合的精油

玫瑰　依蘭依蘭　甜橙　天竺葵　薰衣草　花梨木

～省思小語・k o t o n o h a～

請放鬆心情，
細數你最喜愛的各項事物。

🌢 灌注能量的魔法手作

(找回燦爛笑容的臉部保養)

●準備材料：
・ 喜歡的小容器
・ 荷荷芭油…1小匙
・ 玫瑰果油…少許（約珍珠顆粒大小）
・ 橙花精油…1滴

1、在容器中倒入1小匙荷荷芭油與少許玫瑰果油。
2、再加入橙花精油充分攪拌。
3、將油放在手掌加熱後，塗抹在臉上（避開眼睛四周）。
4、用手掌輕柔按摩臉頰，感受香氣，一面深呼吸。
5、用雙手中指畫圓。（額頭→眉毛→眼尾→鼻翼→嘴角→下巴
→耳朵四周）
6、用手掌溫暖包覆整張臉。
7、帶著笑容感受一切，放鬆一會兒。

風
ELEMENT OF AIR

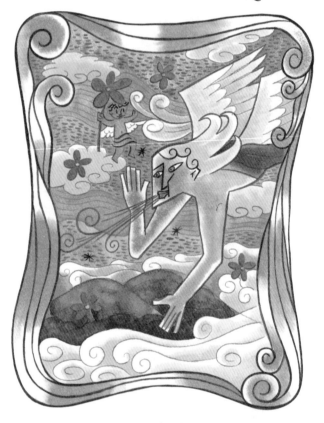

RECEIVING
接納

風是生命的氣息，是一種將我們團團包圍且充滿世界的能量。雖然空氣透明看不見，我們還是能透過窗簾的擺動察覺它的存在。我們依靠眾多小光點組合而成的大氣之海存活。植物經光合作用產生氧氣，在這包羅萬象的世間傳遞著，植物種子亦靠風的幫助到遙遠的天邊旅行。而風連結我們的靈性面、意識、思考的運作，以及所有的關係與溝通。

風的靈性層次具有創造性。歌聲可藉由空氣讓聲音在遠方響起，風在天空作畫將白雲形塑成各種形狀，編織砂丘的高低起伏，讓樹木和葉子與它一同舞動。若你在某處看到風的路徑，可以觀察那淡藍色的精靈乘著風縱橫在天界間的自在模樣。

●風精靈的訊息

想知道風精靈想傳達的傳訊，請側耳傾聽。精靈們會以各種形式在你意想不到的時刻傳訊給你。而你的心也想與他們交流對話。風能量能帶來清晰的思考，在注入新的能量前，一股強勁的狂風會幫助你清理陳舊與無用的部分。

同時風精靈也提到呼吸的重要性。當人感到壓力時會不自覺閉氣，或呼吸變淺。執著與無法放下的意念會

在身體各部分形成阻塞。藉助風之力把這些塵埃清理乾淨，重新出發。讓那些阻礙你改變的頑固能量通通藉由呼吸排出體外。

當你不再胸悶，呼吸逐漸開闊，就更容易接到風的訊息。自己也能創造出風的能量來清除心靈廢物，為了吸取更多風的能量，我們可以焚燒線香或香草植物，或將精油放在上風處，嗅吸這些芬芳的微風。深呼吸能讓氧氣傳遍身體每個角落，帶走阻塞讓身體輕盈起來。

若時間許可，到自然風吹拂的地點，如森林或綠蔭濃密的地方感受充滿生命力的大自然氣息。當風輕拂雙頰、髮絲，穿過你的身體是多麼舒暢的感受。讓全身吸飽甜美的養分，才是撫慰身心的最佳糧食。

＊風元素
向全身吹送風能量

　　找個舒適的地方仰躺。從頭到腳開始放鬆僵硬的部位，用深呼吸融化這些僵硬的地方。再來閉上眼睛，再作三個深呼吸放鬆心情。

　　把意識集中在吐氣，依順序把身體各部分的負面能量與緊繃在吐氣時透過嘴巴排掉。依序從腳底、腳趾、腳背、小腿、膝蓋、大腿、鼠蹊、腹部、腰部、胸、背、手臂、手背、手心、肩、頸、下巴、眼睛、耳朵，由下而上慢慢釋放緊張感。（若無法自然放鬆，可以運用意識催使它放鬆）

　　將廢物隨風的能量迅速帶出體外，讓心情清爽起來。

　　現在，把注意力集中在吸氣。將自然的氣息送至身體各個部位，讓細胞慢慢填滿能量，感受血液輕快流動，為每一個細胞帶來氧氣。不要讓吸進來的氣只停留在胸口，讓它向下填滿腹部，作腹式呼吸，感受風能量傳遍全身，也可以想像是森林裡綠色的風或海邊藍色的風貫穿你。

　　感覺手指與腳底開始呼吸，並保持腹式呼吸直到感覺腹部發熱。想像光芒從身體內散發出來，並包裹全身。若全身已被光芒包覆，再作三個普通的深呼吸，讓意識回到身體，稍微動一動再張開眼睛。

　　以上是當想消除壓力，希望身心回歸和諧時，你可以練習的呼吸冥想。當注意力集中在呼吸，會自然進入冥想狀態，身體的內在界限將慢慢融解，進入想像的世界中可獲得一些訊息。並感受宇宙一體、和平，純粹的能量填滿你的身體。

水
ELEMEПT OF WATER

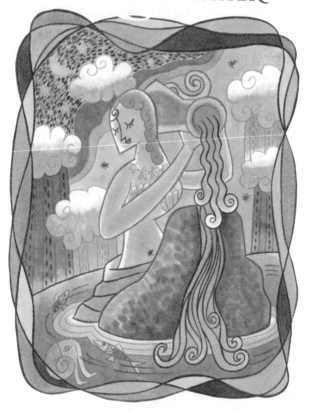

GIVIПG
給與

水是自然界最多面貌的元素，從大地深處湧出的水分聚少成多，逐漸形成不為人知的泉水、池塘或湖泊，而多餘的水則向下游流去，經過漫長旅程終將匯集入海，形成水的循環。蘊含養分的海洋孕育著豐富的生命。自海面形成的水蒸氣則再次從天而降，以霧、雨、雪的形式返還大地。雨的恩澤帶給大樹與植物滋養，成為動物和我們的飲用水，大方給與所有生物生命之源。

溫柔與嚴酷同時是水的面貌，颱風和洪水之際水元素增強它的力道，形成一股瞬間改變我們生活的破壞力。水是如何瞬間推動房子或巨大的岩石，以及水是如何緩慢削石成沙形成海灘。這些運作是渺小的人類無法計算的巨大而悠遠的存在。但我們仍可透過水元素力量的展現略窺一二，並感受它龐大的意志。

身體有百分之六十至七十由水分構成，以水維持細胞運行，並讓血液在體內循環流動。體液、血液、海水同樣含有鹽分，而嬰兒也是來自充滿羊水的子宮。

●水精靈的訊息

水精靈會毫無保留地以清流灌注你。水能完整記憶我們所有感情波動，無論是悲傷或喜悅同樣會化為淚水釋放，而水正是如此保存這二種極端的情感。無論情緒的

好壞，水元素同時為你刷洗堵塞的情緒。

水精靈能冷卻如火燄般炙熱的情感，治癒心裡創傷。舊的感情模式若滯留體內會像死水般混濁，使負面情形成惡性循環。為了讓細胞回復健康的振動頻率，在壞情緒如河川潰堤前，著手淨化自己放下執著吧。

逆流而上以抗衡的形式測試自己，發掘自己的階段已經過去了。順勢而為運用智慧，接受風與他人的協助，自在地表達自己，終就能航向大海。找回平靜而不紛亂的心，讓感情如寧靜的水面般倒映出美麗的自己。心靈的各個面向都是創造之泉，將你擁有的純粹、慈愛與喜悅與他人分享，張開雙臂歡迎如雨後彩虹般的淨化與祝福。

我們應在日常生活多加運用水元素清新的能量，可造訪大自然能感受到水的地方，包括美麗的海、湖、溪流、水源地、瀑布等。漫步在大自然中，好好流汗、暢飲甘美的泉水。汗水帶走廢物，體內的水分淨化每個細胞。也可以選擇將身體浸泡在浴缸、溫泉、游泳池，甚至是SPA，讓水的能量放鬆身心。

＊水元素

讓水帶走一切

可以坐在椅子上或拿塊墊子坐在地上，背保持挺直放鬆身體。閉上眼睛反覆深呼吸幾次，用鼻子慢慢吸氣，嘴巴慢慢吐氣，直到心情平靜為止。

想像你的眼前有一條小河，波光粼粼流動著，你能聽到流水聲。感受風吹過樹林，鳥兒與蝴蝶飛舞，身邊的花草生長茂密。或許在徒步不久的地方會湧出山泉水，好好享受這片自然風光吧。

將你痛苦的回憶、執著、緊張、固執、悲憤等心痛的事與堵塞全丟入河水中，讓河水帶走它們，經過河水的清洗，你的心恢復透明輕盈。

不追究過去已發生的事，不判斷也不加以批評讓所有感情自然地浮出，帶著感恩的心輕輕讓它們順水流去。過去的錯誤不是一種失敗而是學習經驗的過程，克服後人才能變得強大。原諒當時讓你生氣的人，也原諒自己。想讓潛能像泉水般源源不絕地湧出，需要先學會放下無用的東西，徹底向它們說再見。這片山林是你取回純粹能量的聖地，隨時都可以回來。

樹林間透出陽光，天上有一座彩虹。水之女神為你帶來祝福，以及療癒、和諧的能量。最後，深呼吸幾次，意識回到身體，動一動手腳再張開眼睛。結束後用感謝的心情喝一杯水。

火
ELEMENT OF FIRE

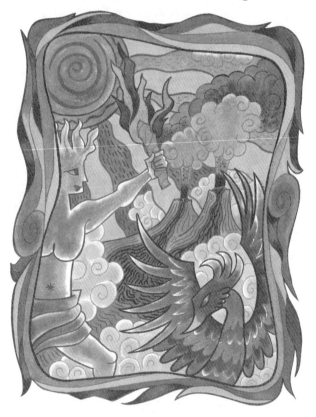

TRANSFORMATION
轉化

若是太陽消失了，我們的世界會變成什麼樣子呢？古代世界有許多民族將太陽視為神一般崇拜。在日本為慶祝新的一年展開，有許多人會在元旦的清晨到山上或海邊膜拜日出。幽暗中悄悄露出光暈，逐漸地瑰麗的色彩渲染整遍天空，太陽才慢慢探出頭來。日出的美景是如此震撼人心。

地球核心也有如太陽般的熔岩活動，被稱為火之國的日本因火山地形而享有豐富的溫泉資源。而陽光滋養植物，適度的日光浴對皮膚健康有益。在寺院、神社、教會中也會點蠟燭許願，奧運會的聖火則為世界串聯希望。

● 火精靈的訊息

火元素總是分享熱情給我們。然而熱情與創造的泉源也一直存在我們的體內，即使是疲憊沒精神的時候，體內仍保有小小的火種，由於內在的火燄持續不滅，我們隨時能讓生命之火重新猛烈燃燒。

火精靈有強大的轉化能量，能去除無用的廢物。甚至將你長久的累積如野火燎原般一夕焚燒殆盡，全部付之一炬。損失看似很慘重，再也無法重建，但你必定能像浴火鳳凰般再生。這種強烈的淨化方式是重生的試

煉，測試你的意志是否堅定，在經驗中鍛鍊不屈不撓的意志，以及追尋真理的好奇心，使之成為人生穩固的基礎。明確訂定你人生的目標讓熔岩溶化你的躊躇，並在心中高舉能量的火炬前進吧。

用熱騰騰的飲食溫暖身心，以柴火燒製的米飯與鍋巴美味無比，木炭擁有強烈的火能量，能淨化一切，無論是做日光浴或水晶吊飾反射出的彩虹光澤都是感受火能量的好方式。當我們感到焦慮時，可以注視著火源想像火清理身上的負能量，或熄燈點上蠟燭與香氛淨化空間。欣賞朝陽與落日也能感受火元素活躍的能量。除此之外，火山也是感受火能量的好地點。我們感謝火精靈分享我們力量並讓身體充飽電力。

＊火元素
與太陽分享熱力

可坐在椅子或找一塊墊子坐在地板上，挺直腰背，放鬆身體，閉上眼睛深呼吸幾次，用鼻子慢慢吸氣，嘴巴慢慢吐氣，直到心情平靜為止。

想像太陽眩目的光線（可實際在日出、日落、日中實行）。將雙手向上展開，感受手掌承接陽光的能量，待整個手臂都充飽陽光的能量後溫柔環抱自己。陽光現在照在你的頭頂與額頭，溫暖的光在腦中擴散開來清理焦躁的思緒，從正中心開始愈來愈清晰，感覺你的直覺與清明的思緒回到你的體內。光是通過喉嚨，感受它溶解所有堵塞，讓那些阻礙你表達的東西全都消失。現在你可以自由表達不再被壓抑。不用客氣自在地讓聲音傳達出來。

接下來，黃色的光芒在胸部散開，充滿整個胸腔，用愛之光治癒所有的傷痛，以及我們孩提時期的童年創傷。解開由自己設下的限制與不安，讓憤怒與憎恨在愛的火焰中昇華。花一些時間感受自己被強烈的愛之光包覆著。若覺得某地方的堵塞難以清除，讓手掌再次灌滿太陽的能量再用手摩擦該處。

現在你已經獲得許多太陽的能量，感覺從你身體溢出了勇氣、熱情。這時光芒變得更強烈溫暖你的腹部和腰部。感受地底的熔岩從腳底湧上來，成為你行動的支柱力，你即是光，是太陽之子，無時無刻都能發揮熱情、愛與創造力。

深呼吸回到當下，慢慢張開眼睛，抱持感謝。

夜間進行可點上蠟燭並稍微凝視火焰，感受火焰女神祝福的舞動。

土

ELEMENT OF EARTH

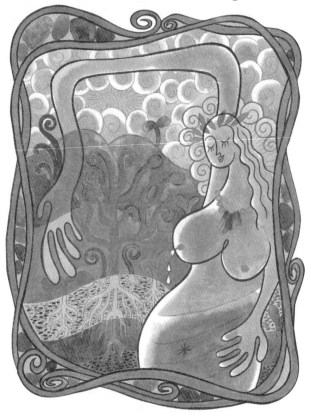

HOLDING
包容

土地記錄著地球所有歷史，也提供我們所有生存必需品及充足的食物，是孕育一切生命的搖籃。植物吸收光與火，安穩在土地上伸展他們的根，雨水從天而降流入土地的深處，在那兒長眠等待回復純淨。無以計數的微生物在土地中生長，飛禽走獸連同昆蟲死後終須回歸大地成為新生命的重要的養分，而人類也是其中一環。

草木繁盛鳥語花香，蜻蜓與蝴蝶飛舞於金色的稻田間，而稻米與穀物對日本人而言即是生命本身。無論是收穫祭典或敬天拜神都以稻米貢奉神明以祈求明年的豐收。赤腳在田間耕種能讓土地淨化我們的身體，使能量再次灌滿。彩色礦石在地底呢喃低語，大地之母以慈愛與喜悅唱著搖籃曲。

●土精靈的訊息

你應該重新與大地連結，長久以來祂給與我們無限恩澤。放空自己好用心與充滿智慧的草木、石頭、地上的精靈對話。大地是具體實現你的喜悅與創造力的地方。秉持信心並感謝所擁有的，安心地接納一切贈與。

實踐夢想行動力是不可缺少的要素，光是想像沒有任何動作，什麼也無法開始。

腳踏實地加上行動力與判斷，讓物理次元有具體展現

才能早日達成夢想。此外，讓心情平靜意識清晰，感受身體所發出的訊息，放輕鬆，讓大地吸收我們多餘的能量。

即使人類以傲慢傷害大地女神，祂依舊會用巨大而溫暖的愛包容我們，因為我們的肉體也是大地的一部分，亦是大地本身。

健康與體力是發揮創造力的必要條件。食衣住行與生活所需的一切都來自大地的創造，有健康的土地，才能造就健康的身體。撫觸大地感謝祂的滋養。你也能為大地精靈做些事，播種與栽種植物都能為你帶來喜樂，試想一下精油中那股芬芳是來自什麼樣的土地風情，累積多少歲月才能淬煉出一滴精華。人類不只能掠奪土地，還能以愛去創造。讓我們向下扎根，化身創造者與自然譜出和諧的樂章。以愛包容身邊的一切，安定和樂立足與天地間，盡力活在當下。

種子長成果實需要時間醞釀，不要焦急，順從自然的脈動踏穩每一步才是當下最重要的事。

＊土元素
成為樹與大地之母連結

　　坐在椅子上腰背挺直，放鬆身體雙腳踏地。閉上眼睛用鼻子慢慢吸氣，嘴巴慢慢吐氣，反覆作深呼吸直到心情平靜。（也可以站著做，想像身體原本像顆種子，後來愈來愈大，讓身體自由活動會更有力量）

　　你現在是小小的種子，深埋在土壤中，安心等待著。接著陽光照了進來，你聽見大地精靈呢喃與歌唱，你想加入他們遊戲而探出頭，一下子長出地面，發現世界是多麼寬廣。但不用急，我們得站穩腳步。想像你張開雙葉吸取成長必要的養分，腳底與尾骨變成根向土地深處探去。

　　你被太陽照射，得到雨水的潤澤，枝葉愈來愈茂密，莖幹愈來愈粗。吐氣同時想像根愈來愈長，一邊吸收土中大量的養分。感覺四季交替，當狂風吹動枝葉，你仍舊毅立不搖，充滿活力。

　　好不容易長出花苞，並開出芬芳的花朵，這次你的根從大地吸取黃金色的能量，並充滿全身，感到豐盛並結出果實。

　　你感到穩固、強壯與自信，並與大地連結，融為一體。接地是為了把不要的負能量順著根被帶走，是種保護作用。腳是大地之母與你的臍帶，祂給你必要的豐盛，健康與繁榮，並用慈愛養育你。

　　深呼吸讓意識回到當下，慢慢張開眼睛，同時抱持感恩的心。最後動一動身體，伸出你的腳跳一下，落地後感覺自己扎實站在土地上。

使用疑問

●想進行居家保養，抽到的精油手上卻沒有。

這也許代表你今天不需要使用精油，或明天再去買也沒關係。今天的你只要感受牌卡要給你的訊息就好。

像是在課程上或特定目的一定要用牌卡選擇精油時，可預先將手上擁有精油的牌卡挑選出來。

●想抽到芳香精靈卡卻抽到元素卡。

可以再抽一張牌卡直到芳香精靈卡出現為止。或者先不要使用精油，感受元素卡給與的訊息，進行冥想和呼吸法。

●抽到不喜歡的精油。

不用勉強自己使用，只要感受牌卡傳達的訊息就好。或者可以握住精油瓶，把牌卡放在顯眼處，都能得到芳香精靈的幫助。

☆ Memo ☆

覺得「不喜歡」，一定有一些訊息隱藏其中。你可以嘗試將「不喜歡」的精油用量減到最少，只試用一點點，說不定你會覺得意外舒服。人在不同身體狀態、時間和氣氛下會改變對香氣的喜好。

●抽到與目的不合的牌卡。

　　像是睡前抽到令人清醒的精油等，抽到不適合的牌卡時不用勉強使用，而是感受牌卡要傳達的訊息即可。只要手握精油瓶，或將牌卡放在顯眼處就能得到芳香精靈的協助。

☆ Memo ☆

　　每一種精油都是由數十種，甚至上百種的有機化合物組成。其中包含完全相反效果的化學成分，形成絕紗的平衡。正因如此我們才需要借助精油之力來達到身心靈的平衡狀態。例如：有些精油被認為提振效果卓越，而使用者卻是在需要放鬆的情境下，那麼該款精油也能達到一定的放鬆效果。

　　此外，以個人經驗而言，也可能是當下的能量波長與植物相符。比方說睡前若抽到迷迭香，一般的狀況會讓人清醒，但微量使用反而可與白天運轉不定的腦波產生共鳴，有舒緩效果。

●想使用牌卡但不知道具體的使用時機。

　　請參考以下時機抽一張牌卡使用看看。

<為自己抽牌>

* 想要今天更順利時
* 睡前反思今日所為

- 約會前
- 重要的會議與考試前
- 有煩惱和困擾時
- 想整頓環境時
- 渴望心靈成長時
- 無意間想起牌卡

<為重要的人抽牌>

- 與家人、朋友、情人在一起時
- 芳療師為個案調油時
- 專櫃或店舖為顧客提供購買建議時

牌卡保養與注意事項

● 牌卡保養

　　慎重保管牌卡，不用時以麻或有機棉包覆使其休息。頻繁使用牌卡時，可放在月光能照射到的窗口，以鼠尾草淨化。

● 關於 P26~141「可調合的精油」

　　在精油解說的部分有一項為「可調合的精油」，所列的單方精油都在調香上有良好的相應性，詳細的調香方法可參考P188「關於調香」。

＊塗抹皮膚配方的注意事項

• 確實依照配方所示的滴數製作。

• 原配方中精油若顯示為1滴，希望加入1滴以上請依比例增加其他材料的份量。

• 光敏性精油與刺激性精油，使用前應詳細閱讀注意事項，再進行調配。參考P172~174不塗抹皮膚的配方。

• 滴入精油時應注意香氣是否讓你感到舒適，少量慢慢調配為佳。

※精油使用時應詳細閱讀P166~170「芳香療法的基礎」正確

使用。精油並非醫藥品，請勿取代正規醫療。應為自己的安全把關，若肌膚有不適症狀，應立即中止使用，並尋求醫療人員協助。本書作者與出版社對牌卡、精油以及其他基底素材之使用問題、傷害，不承擔責任。

第三章

●

芳香療法的入門

SACRED
AROMA
CARDS

芳香療法的魅力

聞到美好的香氣，馬上讓人心曠神怡，是許多人都有的體驗。所謂芳香療法，就是讓一滴植物精華牽引出我們以為遺忘以久的事物。

為什麼氣味能瞬間帶給我們的心靈與身體那麼大的變化呢？若從嗅覺系統瞭解或許就能一窺其奧妙。嗅覺以外的感官一般會經過大腦專司思考的部分處理再向外傳達，而嗅覺則與腦的專司記憶與情感的部分處理。

植物精油透過氣味將龐大的訊息以能量波帶給人體細胞，因此在聞到香氣的瞬間我們就能感受到精油帶來的振動，瞬間引出豐沛的情感與強大的生命動能。這也是為什麼在日常生活中親近芳香療法，就能愈發感受大自然律動，全都來自香氣帶來的共鳴。

當我們能深刻感受與大自然律動同步，便能更珍惜每一天每一個瞬間的存在，活出自我生命的光彩。從了解心靈與身體的連結，進且感受自然、地球甚至是宇宙的連結。

當你有更多時間自我探索與自己相處，健康、美容不再假手他人，確實地掌握自我感受，並相信直覺，生命便能光

彩奪目。

「下次說不定可以這樣用用看！」精油的使用上會更加得心應手，創意也會源源不絕地湧出，在芳香療法上得到更多樂趣。

只因為「對某某症狀有效」而勉強自己用不喜歡的精油，只會讓人覺得麻煩，反而不可能長久。

輕鬆地享受使用過程，優先選擇用起來喜歡或舒服的實踐方式才是長久之計。用起來舒服，不勉強才有可能在日常生活中持續與精油接觸。

針對芳香療法我在本章為各位作更詳細的介紹。

芳香療法的基礎

所謂芳香療法是運用各種方法使用「精油」，以達到身心舒適、和諧的自然療法。

使用於芳香療法的「精油」係指由植物的花朵、果皮、樹皮、根部、種子、樹脂萃取而來的芳香成分，其萃取方式主要有壓搾法與蒸餾法。

壓搾法主要用於柑橘類果皮精油的萃取。相信許多人小時候都有這樣的經驗，剝橘子時壓扁橘皮顆粒會有柑橘香氣的汁液噴出。這些自果皮噴出的液體就是精油，而壓搾法即是以壓力施於果皮搾取精油的方式。

柑橘類以外，大部分精油採水蒸氣蒸餾法來抽出植物精油，作為原料的大量植物放進鍋爐中蒸煮，向上冒出的水蒸氣以導管引出加以冷卻成液體，將飄浮在液體上的物質抽取出來，即是精油。除此之外還有以有機溶劑萃取的方法，但無論是什麼方式精油的產出都需要大量的植物，才能取得極少的分量，可說彌足珍貴。

精油的香氣除了有花香外，還能聞到以手指搓揉葉片和花朵的香氣，以及衣袖與植物擦身而過的氣味，這些都是植物細胞所擁有的香氣成分。

那麼植物為什麼需要這些香氣成分呢？

據現代研究顯示強烈的香氣能驅趕外敵，或是治療自身傷口，甚至是抵禦病毒、細菌保護自己的抗生素。此外，甜美的香氣也能吸引昆蟲協助授粉。香氣可說是植物為了生存而產出的重要結晶。

因此，精油可說是植物生命力的濃縮液，而芳香療法即是運用這些濃縮液的自然療法。人工合成的化學品、香精的效果完全無法與天然精油比擬。購買精油時應謹慎選擇純天然的植物精油，而萃取精油的植物，其生命力亦是效果高低的關鍵，盡可能選擇新鮮，製成日期短，受到良好栽種成長健全的有機精油才能在使用之際感受來自大地的恩澤。

「Essential Oil」中文被譯為「精油」，源自其物質類似油（正確來說也不是油）而不溶於水，只能與油和酒精混合。由於精油是高濃度的濃縮液，不經稀釋刺激性強。因此要讓精油還原成自然的濃度，或將其稀釋才能安全無慮地使用。大約是稀釋成1～2%濃度才是安全範圍。

日本人的肌膚較敏感，對香味的感受也較細緻，使用濃度上比歐美的用法更淡，稀釋成1%會是較舒適的香氣。

那麼所謂1%的精油該如何調製呢？每個精油瓶所附的滴管，滴1滴約0.05ml。而廚房用的小茶匙約是5ml，在上

面滴1滴精油可調成1%的濃度，若記住以上的分量標準在調配上會更方便。1茶匙的基底油是剛好按摩臉、手以及腳掌的分量。若使用面積更大，可以用1茶匙為基準，調整2、3倍去估算，不需要作太困難的計算。

本書中介紹的使用方式，有部分比一般使用濃度調得更低，其原因來自每種精油氣味的強度差異。比方1滴甜橙和1滴茉莉的存在感就完全不同，在魔法手作中氣味濃郁的精油會搭配相對低的分量。此外，若以提昇靈性為使用目的，愈是細緻的香味愈能深層、穩定地在看不見的領域中擴散。

使用方法有許多規則和技巧需要理解，或許有些人會覺得麻煩，但只要掌握最簡單的原則和基礎技巧，就能在生活各個細節裡，輕而易舉在廚房櫃子上收集到需要的材料，以直覺判斷分量，創造出屬於你自己的芳療樂趣，進而接觸更深更廣的芳療世界，發揮豐富的創意與想像力。

【使用精油的基本規則】

• 未稀釋不要直接塗抹肌膚，也不要飲用。

• 不要接觸眼睛。

• 保存在兒童無法接觸的地方。

• 避免高溫與日曬直射，放置陰涼處。

- 有燃燒可能性，避免在廚房等明火處使用。

- 因部分精油直接靠近鼻子嗅吸會造成刺激，應放置在大約胸口的位置輕輕搖動瓶身使香氣飄散，或滴在衛生紙上。

- 即使將精油稀釋到適當濃度，仍有可能造成刺激。使用中出現任何異狀（發癢、紅腫、刺激等）應立即停止使用。
  ＊建議做敏感測試。

- 不塗抹皮膚的配方：佛手柑、檸檬、葡萄柚等柑橘類精油中含有照射陽光會刺激皮膚的成分（光敏性），需特別注意。使用後12小時勿照射日光。另外，因柑橘類精油容易變質，應於開瓶後半年內使用完畢。

【孕婦‧年長者‧嬰幼兒‧舊疾患者的使用注意事項】

　　精油使用上若能遵守適當方式，在舒適的使用範圍下並沒有特別的危險性。然而孕婦、年長與患有舊疾者、體質敏感者，對香氣反應較強烈，一旦感到不適和異常症狀應立即停止使用。未滿3歲幼兒，除室內芳香外不適合其他使用方式。幼兒因肌膚敏感，體重輕，比成人更容易受到影響。3歲以上兒童使用也應依體重比例稀釋，濃度須比成人低。各種精油的基礎知識與注意事項已有詳細記載，使用前應仔細閱讀。

＊敏感測試

取適量塗抹手腕內側，放置24~48小時。確認肌膚是否有搔癢、紅腫、發炎等異常症狀。在敏感測試時，若引起異常不適，請用大量清水沖洗。

芳香療法基本知識與使用方法

芳香療法主要以二種途徑為我們帶來身心轉變。

其一,精油分子以嗅吸和肌膚塗抹方式(適當的稀釋)透過皮膚、黏膜與肺進到身體,再經由血液運送至全身,提升各組織器官的自癒力。

其二,以嗅覺捕抓香氣分子,再經嗅覺細胞帶來腦部運作。氣味訊號會傳送至大腦掌管情感、記憶的區塊,以及身體控制中心的腦中樞,以減輕壓力,提升免疫,幫助自律神經與荷爾蒙平衡。

對氣味的感受往往因人而異,因此精油選擇上大多建議初次使用者挑「自己喜歡的香味」。當你覺得:「這香味真舒服!」大腦的控制中心也會跟著反應,讓身心更協調,提高生命活力和自癒力。無須考慮太多,想得太難,單純憑喜好與感覺去選擇精油,落實芳香療法,是我最推薦的方式。

以下為各位介紹各種芳香療法的使用方法。

●單純享受香氣

＊滴在面紙或化妝棉上

　　滴1至數滴精油在面紙或化妝棉上嗅吸其香氣。將滴有精油的面紙或化妝棉放在枕頭邊也是非常推薦的用法。如此一來便能隨時隨地無負擔的享受植物美好的氣息。

●室內薰香

＊薰蒸台

　　以蠟燭持續加熱器皿中的水，藉由蒸氣讓芳香分子飄散於室內。觀察燭火營造出的氣氛也是一大享受。使用方式是將上部器皿添加熱水，再滴入幾滴精油，最後點上蠟燭。為避免空燒，盡可能選購容水量大的薰蒸台，並小心火燭。若在臥房使用薰蒸台，避免放置在窗簾附近。

＊薰香燈

　　藉由燈泡的熱度擴散精油香氣。頂端有凹槽可直接滴精油，接著打開開關即可。直接插在插座的類型可使用於走廊、廁所和臥房的枕頭邊。有電線的類型，可以放置在地上、桌上和櫃子上。由於不使用明火安全性較高，在臥房與兒童房都能安心使用。（參考P85）

＊擴香儀

　　香氣擴散的範圍比薰蒸台和薰香燈廣，適用在較大的空間。又分成以空氣振動和藉由水霧擴散香氣二種類型。這二種類型的擴香儀最大的特色是不加熱，因此不會減損精油的氣味與療效。在預防感冒與病毒感染相當有效。近年兼具色彩療癒效果，附加彩虹燈的機型也值得參考。（參考P45）

＊香氛蠟燭

　　搖曳的燭火與香氣能營造出充滿療癒氛圍的空間。若考量蠟燭燃燒後所產生的物質，可選用蜂蠟製成的蠟燭。（參考P89）

●家事運用

＊空氣清淨

　　精油擁有潔淨空氣的功效，試著用自己喜歡的香氣製作空氣清淨噴霧吧。製作方式非常簡單。（參考P29、41）

　　使用相同的製作方式，加入檸檬香茅等具有防蟲功用的精油，還能自製驅蟲噴霧。

＊洗潔劑

　　自製友善人與環境的洗潔劑和清潔液。在無香精的天然
洗潔劑中加入精油，或與小蘇打粉混合使用。（參考P49）

＊廁所

　　在捲筒衛生紙的中心滴上幾滴氣味清爽的精油，能馬上
消除廁所異味。只要勤快使用廁所就能常保清香。

＊垃圾桶除臭

　　滴數滴精油在化妝棉上，用膠帶固定在垃圾桶蓋或垃圾
桶中央，可立即消除異味。

＊吸塵器

　　可直接在吸塵器的集塵袋上滴數滴精油，也可以先滴在
面紙上，讓面紙吸入集塵袋中。

＊洗衣

　　在水洗階段滴1滴薰衣草精油，增添衣服香氣。

　　使用薰衣草以外精油時要格外小心，精油原本的色澤可
能會沾染衣服。

●健康美容用途

＊自製保養品

　　卸妝時使用天然植物油就能簡單把臉上的妝卸乾淨。此外化妝水、乳液、精華液、面膜等都是能簡單自製的項目，一定要體驗看看。肌膚敏感度因人而異，使用前務必做敏感測試，配合個人狀態調整濃度。若出現紅腫、發癢等不適症狀，請立即用流水清洗。（參考P69、101、113、125、129、141）

＊入浴劑

　　泡澡是洗去整日疲憊，慰勞個人辛勞的重要時刻。芳香療法中各式各樣的組合能讓你享受愉悅的入浴時光，請調配屬於自己的配方，盡情享受其中。（參考P33、109、121、133）

＊濕敷

　　可作降溫或舒緩身心疲勞之用。將稀釋過的按摩油塗抹在身上再蓋上溫熱的毛巾，或在熱水中滴入2-3滴精油，充分攪拌後以毛巾浸水使用。（參考P77）

＊吸入・蒸臉

臉盆內倒入溫度適中的熱水，再滴入3滴精油，閉上眼睛緩緩吸入水蒸氣，並用蒸氣蒸臉。用浴巾覆蓋頭部可防止蒸氣外洩。有感冒前兆或肌膚乾燥時推薦使用。（參考P137）

＊精油按摩

在植物油中加入精油稀釋成濃度1%以下的按摩油。植物油舒適的觸感與香氣為精油帶來加乘效果，而精油按摩更可說是感受芳香療法威力最重要的方式。（參考P37、61、73、93、105）

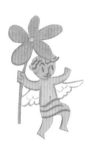

芳香療法相關材料

　　本書介紹的配方有幾大特色，其中包括「原料天然」、「親膚性高」、「舒適好用」、「生命力強大」。運用多種天然原料帶來更強大的能量，也更溫和貼近肌膚。

1、另一種植物精華

　　「植物油」、「純露」、「乳油木果脂」

2、大地精華

　　「黏土」

3、海洋精華

　　「天然鹽」

4、蜜蜂精華

　　「蜂蠟」

5、水與油的介質

　　「凝膠」

6、日常生活材料（盡可能用有機品）

　　酒、豆漿、雜穀、糙米、香料、玉米澱粉、蜂蜜、蔬菜、水果、天然肥皂

7、日常生活用品

　　湯匙、茶匙、量杯、陶瓷湯匙、玻璃棒、玻璃容器、喜歡的容器、木製容器、木湯匙、有機棉毛巾、麻布、舒適的天然材質睡衣與襪子。

8、藥局販售品

　　甘油、檸檬酸、小蘇打、蒸餾水

9、自然能量

　　太陽、月亮、星星、風、火、水、泉水、落葉、橡實、樹枝、煤炭、石塊、貝殼、彩虹

10、製作者

　　意圖、善良的心念、順暢的呼吸

基底素材特色

●植物油（基礎油、基底油）

萃取自植物種子或果實的植物油，內含多種具療效的成分，也能單純只使用植物油。芳香療法中用於將精油稀釋為安全濃度，以及增加精油浸透效果的潤滑油。以謹慎溫和的方式萃取高生命力的植物，所獲得的植物油不但成分效果佳，也有更好的療癒力。

＊荷荷芭油

萃取自沙漠植物荷荷芭。以往美洲原住民用來保養強光照射後乾燥的肌膚與頭髮。因精製程度不同分為帶有特殊氣味的黃色荷荷芭油，以及完全沒有味道的透明荷荷芭油。觸感十分滑順，親膚且滲透性佳，是任何膚質都適用的基底油。此外，荷荷芭油保存期限長不易氧化，使用上十分方便。能克服沙漠嚴酷條件的植物荷荷芭，能會為我們帶來強而有力的生命動能。

＊甜杏仁油

萃取自甜杏仁的種子（核仁）。在歐洲歷史上多用來修

復傷口或美容保養。

色澤淡黃，沒有特殊氣味，只有淡淡的堅果香氣，有極高的營養價值。延展性佳稍微黏稠的觸感適合用來輕柔按摩肌膚。

＊杏桃核仁油

取自杏桃的種子（果仁）。相傳是楊貴妃的愛用品，在中國有相當長的使用歷史。清爽帶有淡雅的香氣，穩定性高適合所有膚質。質地細膩且觸感宜人，帶來溫柔安定的能量。

＊昆士蘭堅果油

昆士蘭堅果籽萃取而成。昆士蘭堅果為澳洲原住民（Aborigine）的主食之一，有極高營養價值。隨著年齡增加人體皮脂漸減，容易被肌膚吸收，是相當優秀的自然贈禮。亦適合頭皮護理。

＊葡萄籽油

萃取葡萄的種籽。歐洲自古用於肌膚保養。微微的淡黃色，無特殊氣味，延展性佳。

質地清爽，適合大面積的塗抹。任何膚質皆可使用，在濕氣較重的季節使用也不會有油膩感。

＊玫瑰果油

　　萃取自名為「大薔薇」的野玫瑰果實。富含不飽和脂肪酸與維生素C。因回春美白等功效，近年極受歡迎。油色深有特殊氣味。直接當精華液時少量局部使用，不妨以10-20%比例調和進其他基底油。容易變質，最好少量購買，開封後一個月內使用完畢。

＊酪梨油

　　由酪梨果仁萃取而成。有「森林奶油」的美喻，營養價值高，可食用與修復傷口，也有作為美膚保養的歷史紀錄。油色深綠觸感豐潤厚重，有獨特香氣。富含人體無法自行合成的必需脂肪酸和多種維生素且穩定性高，能為肌膚帶來青春的光澤。最好與其他植物混合成10-20%的濃度再使用。

＊聖約翰草油（浸泡油）

　　取聖約翰草的花穗浸泡在橄欖油中製成。

　　盛開在夏至，宛如小太陽般的金黃色花朵綻放強大生命

力，有助修復身心與肌膚問題，如強烈而溫暖的日照。呈現紅褐色，氣味濃郁，適合少量使用或與其他植物調合成濃度10-20%再行使用。容易氧化，應少量購買，開封後一個月內使用完畢較佳。日照前避免使用。

＊金盞花油（浸泡油）

金盞花浸泡在向日葵油中製作的浸泡油。盛開在春天和初夏十分，黃色與橘色的花瓣帶來強大生命力與朝氣。擁有極高的療癒力，男女老少都可使用。油色深黃，有特殊的乾草氣味。少量使用，或與其他植物油調成濃度10-20%再行使用。容易氧化變質，應少量購買，開封後一個月內使用完畢。

●純露

（花水、花露）

所謂純露是萃取精油的過程中油水分離後留下的芳香性水溶液，包含植物的水溶性成分與微量精油。質地溫和可直接塗抹肌膚。

應選購無著色劑與保存防腐劑的商品。

＊玫瑰純露

　　與玫瑰精油一樣飄散美好的花朵香氣。有鎮靜、保濕、收斂作用。適合所有類型肌膚，特別是敏感肌與老化受損的肌膚。

＊橙花純露

　　與橙花精油氣味相當，香氣極具魅力，優雅而清新。有保濕、收斂作用，效果溫和安定，即使是受損肌膚也能安心使用，可提升肌膚的回復力。

＊薰衣草純露

　　薰衣草純露清爽中帶有微微的甜味，擁有優秀的鎮靜、消炎作用。適合所有膚質。特別是日曬後、油水失衡狀態下可舒緩不適，回復平衡。

＊洋甘菊純露

　　帶著清甜乾草氣息的洋甘菊純露安神放鬆，消炎效果卓越，質地溫和兒童也能放心使用，有助舒緩過敏與修復肌膚。

●黏土

黏土是埋藏在大地深處經年累月變化成而黏土礦物。擁有飽滿的土地能量,與絕佳的淨化、療癒效果。

＊高嶺土

來自雨水與地下水豐沛的地表上層,能消除身心疲勞、放鬆肌肉。溫和清潔髒污,吸附老廢角質。敏感與乾燥膚質可使用高嶺土面膜或黏土浴作保養。由於顆粒細緻亦可作為身體敷膜使用。

＊膨潤土(皂土)

主產地為法國蒙脫火山而得其名,含有豐富礦物質。肌膚乾燥受損沒有光澤,可用膨潤土敷臉。製作面膜時會吸收大量水分,膨脹變大,冰涼舒適。亦可作頭皮護理。

●其他

其他在芳香療法中常用,與精油相溶性良好的材料。

＊蜂蠟

蜜蜂築巢時分泌的天然蠟。由數千隻蜜蜂辛勤工作數週

產生的珍貴材料，自古被認為是神授與人類的重要禮物，製作珍貴的蜂蠟蠟燭使用。蜂蠟製成的蠟蠋燃燒時不會釋放有毒物質，並帶有如蜂蜜般淡雅的甘甜香氣，與精油相溶性佳。燃燒時間長能帶來穩定溫暖的能量。擁有極佳的修復特性與皮膚保濕、柔潤作用，適合製作軟膏與護膚霜。

＊凝膠

以美膚聖品的蘆薈為基底製成的凝膠。用途多元，可與精油、基底油、純露調合使用。覺得植物油太過黏膩添加凝膠，或將凝膠作為自製化妝品的基底都是很好的選擇。塗抹在肌膚上能馬上吸收，觸感清爽光滑。

＊乳油木果脂

原產於非洲熱帶大草原的乳油木，萃取其果實油脂而來。營養價值高，擁有強大修護力。能直接與精油調合使用，十分方便。稍微顆粒感，塗抹於肌膚後以體溫溶化再輕輕推開。於室溫為柔軟狀態，夏天建議存於冰箱冷藏。可隔水加熱溶解，再次凝結就不再有顆粒感。

＊天然鹽

　　含有豐富天然礦物質，是人類維持生命的重要元素。

　　可選擇以太陽與風力製成的海鹽，或是埋藏地底深處數
億年爾後被開採的岩鹽。

關於調香

芳香療法中精油能以單方使用，或以數種精油組合成複方使用。

芳香療法的精油裡沒有「哪種和哪種不能調配在一起」或「絕對不搭調」的組合。也無需把調配的比例想得太難。有時只打算滴1滴卻不小心滴了2、3滴進去，不用拘泥細節比例，偶爾香氣重歸重還是會有不錯的成果。沒信心的人，可以先決定主要香調，再一點一滴慢慢添加其他襯托的香氣，再加一點留意香味是否走調。如此便能避免與預想的香味差異太大。此外，調出來的味道真的太怪，可以用柑橘類和薰衣草中和它，作為補救。

有時候精油剛調好各種味道還無法融和在一起，需要經過些許時間熟成，才能成就美好的香氣。當你抱持期待並小心呵護它，每天輕輕搖晃瓶身守護著它，自然而自能醞釀出飽滿的香氣。

調香規則最為人所知的是適當調配前調、中調、基調（揮發速度分類），混合出有平衡感的香氣。

其次是以香氣強度（安全性與氣味的強弱）調整各精油比例。再者也有運用藥草調香氣、木質調香氣、花香調與柑

橘調等不同的香調系統作為調香依據等各種不同形式的技巧。

坊間有不少詳細的調香專業書籍可供參考，必要時可自行研讀，嘗試調出家人與自己喜歡的香氣。無須把調香想得太難，任靈感與想像力自由地飛馳試著創造專屬於你的調香方式，挑戰看看，把兩種你喜愛的氣味結合在一起，那必然會是你心神嚮往的香氛。

自然界運作的法則往往叫人吃驚，植物與植物的結合竟能創造出比單一植物強大數倍的能量。此時1+1並不等於2，結果可能比3或4更加強大，這便是所謂協同作用（加乘效果）。

也許有人會不相信，即使遵從相同比例相同順序調香，只要製作的人不同，調出的香氣也會不同。只要在調香時投入心念與想望，就能提升其品質，因此調香時應選擇舒適的環境、放慢呼吸、不疾不徐以愉悅的心情進行。聽著喜愛的音樂，精心挑選容器，這些都是成就一瓶好香的要素。

當然你也可以抽取「神聖芳療卡」作為調香的參考，請盡情享受每滴精油帶來的樂趣，融合出美好的香氣。

芳香療法的展望

自古人們為了生存與植物建構起緊密的關係。其中以抽取植物芳香成分作為療癒用途的芳香療法在各種自然療法中獨樹一格進化至今。

20世紀初法國科學家在實驗中燙傷雙手，就近將手放入薰衣草精油中救急，而無意間發現精油療效，因此展開精油藥效的各項研究，並以「芳香療法」作為論文發表時的正式用詞。

從此，開啟全球芳療師、大學、醫療機構、專門機構對精油的研究大門。研究顯示部分成分已被證實以特定路徑帶來身心改變，但也有無法透過科學證實卻明顯帶來變化的個人使用感受。可見芳香療法的領域裡仍有許多的未解之謎。

芳香療法沒有一定的效果，對氣味的感受往往因人而異，就自然法則而言這是理所當然的事。即使使用同一種精油，每個人無法使用同一滴，而使用者也各有差異。包括使用狀態與使用時間也能帶來差別。

那麼我們該如何選擇最適合自己的精油使用方式呢？關於這點只有你自己最清楚。不可否認，你能閱讀專門書籍或從成分探討使用方式，或者造訪值得信賴的芳療師，然而何

時需要找芳療師，只有自己知道什麼是適當的時機。

　　就算你遺忘了某些事，只要日常能感受與自然的連結，並傾聽內心的聲音，有朝一日必能再次拾起記憶。這樣的感知力在未來的世代將帶給人們極大的幫助。

　　本書介紹的使用方法著眼於人類與生俱來的感性、直覺與潛意識，任何人都能自己選擇適合的精油，也能在家輕鬆實踐。其中有許多讓生活變得幸福的植物訊息與暗示。

　　雖然大力推薦輕鬆的使用精油，也有一些事請各位務必放在心上。精油是來自植物的贈禮，應抱持感恩的心情珍惜使用每一滴。

　　特別是書中提到的花梨木、檀香、大西洋雪松因過度開發而數量稀少，在芳香療法使用上備受爭議。因此在近年砍伐需種回相當數量的樹苗等保護政策在部分地區實行。

　　除了這些植物之外，因供需失衡、全球氣候異常以及地球暖化等因素，會有愈來愈多植物陷入危險。

　　鑑於這樣的情形，每次使用精油都要有其必要性，並對每一滴精油抱持謝意，好好珍惜使用。

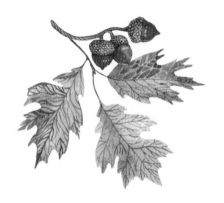

謝辭

神聖芳療卡之路

2009年夏天，我在英國郊區的洋甘菊田中想起「神聖芳療卡」誕生前的心路歷程。

2003年春天，離開早已住慣的東京搬到被豐富自然包圍的地方。那裡很像卡通《龍貓》裡奶奶的家，小梅似乎會隨時從裡面探出頭來。我在租來的小小田地裡種植玫瑰、藥草，被自然包圍的每一天都感覺無比幸福。就在這悠閒日子經過一年後，突然眼前像蓋上一層灰色的薄紗，我整個人都無法動彈。在黑暗之中我不知到底發生了什麼事，感到一片茫然。連日咳嗽不止，吃不下也睡不著。

現在回想起來，那是因為長年以來完全與大自然脫節的生活，塵封在內心深層的各種情緒吶喊著：「受夠了！已經是極限了！」一下子全部噴發出來。這種糟糕的時刻照理來說最需要精油的救援，但當時狀況實在壞到無法接受任何香味，因此完全無法使用精油。

唯一讓我感到慰藉的是坐在泥土地上。唯有蹲坐在院子裡用手撫摸著藥草才稍稍覺得自己活著。百里香和鼠尾草真

的救了我，總之走得動的日子我會盡可能在樹林裡散步。

某天我終於重拾回一點氣力，儘管對精油根本一竅不通還是試了一點點的精油。香氣像是觸及到我靈魂的深處，這是前所未有的體驗。那之後只要失眠，腦子裡自然會浮現薰衣草的味道，好似真的用了精油那樣。這一瞬間我深刻感受到精微芳療（Subtle Aromatherapy）的細緻之處。那之後我變得能讀取每支精油的能量振動。

（一面寫稿的此時此刻，我突然想到15年前第一次接觸芳香療法是一場精微芳療的講座。也不知道為什麼我早把這件事忘得一乾二淨，沒想到這些既存在腦中的東西經過15年還能整合起來。）

同時身邊也出現許多幫助我的朋友。

因為丈夫是音樂家的關係，我早已習慣藝術家們的合作。遇到HIRO和他的畫也正巧在這個時候。看到畫的瞬間，有種鮮活的能量躍出畫面，讓人興奮不已。後來又認識了HIRO的太太RIE。RIE能忠實也傳達出我內心的聲音，就像靈魂譯者一樣。

我開始慢慢能聽見來自內心一些細微的聲音，一切緩緩地開始轉好，新生命達到平衡。比起過去的任何一刻，我真切感覺自己活著，每天都充滿光彩和踏實。

幾年過去了，儘管對未來還是有點徬徨但已經能站穩腳步回到公司上班。

有一天我像突然想到什麼一樣，打電話給HIRO：「你能幫我畫與植物連結的畫嗎？」之後的事就交棒給HIRO繼續向大家說明。

在此向所有協助製作「神聖芳療卡」的朋友致上萬分謝意。

文字方向是另一位值得信賴的芳療師菅沼亞紀子小姐的協助完成。

還有總是給我無限鼓勵的Flavorlife公司的夥伴們，以及興津秀憲社長。我的家人。重要的朋友們。以及看到我那A4都寫不滿的拙劣企畫書，還願意出版，甚至為牌卡命名的BAB Japan的東口敏郎社長、編集部上夏杉直子小姐、石田舞子小姐。最後還有HIRO、RIE、大自然的精靈們，以及願意使用神聖芳療卡的你！

夏秋裕美

bon voyage ！（旅途愉快！）

正式繪製牌卡的一年多前，夏秋小姐委任我做一件特別的工作。

「我想做芳療牌卡，可是單純畫植物不好玩，請幫我跟芳香精靈們連結，畫下你看到的東西。」

當時的我雖然對芳香療法感興趣，基礎知識卻是零。真的有辦法完成30種（原先的限定）的精油牌卡嗎？覺得有點不安，但過去一直有接收靈性訊息的經驗，所以就接下了這個工作。因為有強烈的直覺告訴我：「這一定很有趣。」

原本預想一年內一定能完成畫作並出版，沒想到過了半年才發現自己實在太天真了。這和一般的插畫工作有根本性的不同。與精油連結、接收訊息再構圖，比原先想的還需要醞釀期。

在此我透露一點這次與精油連結的方法……。

隨便選取一種精油在屋內薰香，並進入冥想狀態。比方說「薰衣草」，我會唱頌三次它的學名「Lavandula angustifolia」，呼喚薰衣草精靈。接著告訴祂：「親愛的薰衣草，請讓我看看你的故事。」之後

耐心等待眼前出現的景象。

接著從看到的事物或景緻中讀取像標題一樣的短訊，將這些繪成圖稿。

「啊！好長的旅程」

畫完最後一張牌卡後，我無意間脫口而出這句話。因為對我而言每一張圖稿的製作過程像去了世界各地旅行。29張牌就是29個國家，好像環遊世界回來一樣。

製作期間也真的有二次大型旅遊。去年到芳香療法的大本營南法普羅望斯。今年則是著名的能量點塞多納。能這麼任性妄為都是拜各位對我如此寬容所賜，允許我假工作名義出遊。旅費當然是自掏腰包。（笑）不管怎麼說，非常感謝大家給我這麼自由的創作環境。

我首先要感謝夏秋裕美小姐，以及所有企畫相關、協助製作的工作人員。由衷感謝你們。

還有漫長等待完稿的眾多朋友與各位先進。

讓大家久等了。我的旅程到此告一段落。

接下來將踏上旅程的是拿到這副牌卡的各位。

請好好享受這趟旅行。祝你旅途愉快！

HIRO

致上十二萬分的謝意

當初聽裕美小姐說要製作「神聖芳療卡」時就莫名興奮。

原先說好要幫忙設計這塊，最後變成寫芳香精靈與元素訊息這部分。

覺得有趣才接的工作，隨著企畫進展逐漸產生壓力。好像在等待某種力量被填滿一樣，有很久的一段時間無法著手開始書寫。直到我和畫面連結上，進入精靈的世界後，靈感和訊息才一股腦兒傾洩而出，我甚至專注到忘記吃飯一口氣寫完。

當時還有其他工作在同時進行，肉體上有不小的負擔，但內心卻興奮又充實。

謝謝裕美小姐、BAB出版社以及企畫相關人員給我這個機會。也感謝期待牌卡出版並鼓勵我的朋友們。

從事療癒工作12年來，我每年會以隨筆的方式送出三次訊息給我的個案們，現在想想這些工作都是引領我走到這條路徑的前奏。由衷感謝萬分。

第一次接觸芳療是小時候看電視節目，卻無意間嗅到薰衣草的香氣並體驗到時空跳躍。詳細的過程我已經記不清楚

了，只留下一點印象。當紫色的薰衣草花香在我的腦中擴散開來，自由穿梭在過去的記憶和未來的時空旅行真是太棒了！小時候的我非常興奮。

長大後第一次接觸薰衣草精油的經驗，很好笑。記得那時候我很慎重又有點緊張，小心翼翼拿起精油來嗅吸，很可惜，什麼事也沒發生。即使如此那令人安心的氣息，使薰衣草到現在都是我最喜歡的味道。

我家的院子雖然很窄，但栽種了不少藥草和野菜。雜草隨其生長，每年都像幼兒園一樣熱鬧萬分。有很多蚱蜢、螳螂和蝴蝶、蟬飛來飛去。有好吃的葉子蟲子們自然而然會靠過來，我也樂於跟牠們分享。還有許許多多沒見過的美麗昆蟲造訪院子，我看了好感動，看到圓滾滾的毛毛蟲更忍不住讓人發笑。

我好喜歡在自然中漫步。在屋久島的森林中由茂盛的樹與葉、土壤與青苔交織出如交響樂一般的奧妙氣息，沙灘上的潮水與陽光的氣味讓人懷念。遍布伊豆的檸檬與橘子花香讓人心蕩神馳，在南法普羅望斯山中兜風，所到之處都是群聚成長的藥草植物，馨香的風包裹著我，好似從身體內側享受一趟氣味按摩，舒適無比。阿拉斯加東南部廣闊的平原上色彩鮮豔的小小花朵們看起來精神飽滿，在亞利桑那州的塞

多納，攀附在岩石上的杜松贈與我勇氣，夏威夷大紅色的奧希亞（ohi'a）大方將熱情分送給我們。我會持續踏上旅途，與美麗而強韌的生命們共鳴，享受我的人生。

若讀者們能透過神聖芳療卡，感受到大自然是個生命共同體，或是察覺人們被地球所愛，我會非常開心。

我由衷感謝生命中所有的邂逅，包括人、事、物一切的一切，謝謝你們。

Reila-puna.RIE

作者簡介

著者／夏秋裕美（Natsuaki yumi）

英國IFA認證芳療師

自1996年起於東京開設芳療沙龍，並在飯店SPA館開設課程。之後整合音樂、藝術、香氣從事企畫開發、教育事業。2011年將據點移至長野縣伊那谷，與森林花草接觸過著順應自然的生活。正在摸索切合新時代並「善待地球」的生活方式，如栽種藥草、從事植物染、羊毛氈創作，自然農耕、能量以及區域連結。隱居於伊那谷，並在各地開設工作坊。

靈性畫家 / HIRO

藝術家。透視者（美國Clearsight認證透視者）。

從小未接受繪畫專業訓練，依舊作畫至今。

1996年因參加「似顏繪快閃」活動，發現過去感受到的顏色其實是人的氣場。開始有意識的尋求「看得更清楚」的方法，因此進入Clearsight學院學習氣場解讀。

偶後察覺到「一切的存在皆為能量」的道理，開啟專屬HIRO的獨特世界觀。

開設氣場解讀的「女神藝術課堂」以及即興創作的團體課程，不時飛出自家工作室與各地不同的人們交流，尋求自我傳達。

HP「音色植物」http://home.q08.itscom.net/i-land/

部落格「日日記」http://neirolog.exbolg.jp/

牌卡訊息 / Reila-puna.RIE

美國Clearsight量子療觸師/ Crystal Academy高階療癒師

深受薩滿文化與古老事物的吸引，跟隨自然韻律遊玩於創作與各種自我表現。

感受風、水、火、土、太陽與月亮，與光共存，與樹木、花草以及礦物精靈連結並共同生活。元素、能量工作者。為生活即是創造的本質感到喜悅，透過陶藝、太鼓、野草、雜穀料理以及各式手作與藝術創作嬉戲於大自然間。

此外也開設課程與從事能量療癒工作。

http:// reilapuna.exblog.jp/

譯者簡介

Claudia 葉雅婷

美國國家芳療協會認證高階芳療師

中華民國占星協會正式占卜師

曾任職日本朝日新聞。與神秘學結緣20個年頭，最愛將塔羅、占星與芳療運用與生活中。因喝紅茶愛上植物與芳療，擅長以塔羅諮詢為個案調製專屬精油與植物魔法，現為專職女巫。

Claudia Studio女巫的塔羅‧芳療（官網）：https://claudiayeh.wixsite.com/claudiastudio

製作群

編集　上杉直子

設計　音色植物

編排　K.K

資料提供　株式會社Flavorlife

　　　　　Queen Mary Aromtherapy School

企畫協助　岩田和夫

製作協助　菅沼亞紀子

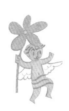

參考書目

《芳香療法檢定教材1級》（アロマテラピー檢定テキスト１
級），社團法人日本芳療環境協會。

《芳香療法檢定教材2級》（アロマテラピー檢定テキスト２
級），社團法人日本芳療環境協會。

《芳香療法精油寶典》（The directory of essential oils；アロマ
テラピーのための 84 の精油），汪妲・謝勒（Wanda Sellar）
著，高山林太郎譯，Fragrance Journal LTD。

國家圖書館出版品預行編目 (CIP) 資料

神 聖芳療卡 Sacred Aroma Cards：用芳香塔羅透析你
的身心狀態，突破生活瓶頸的 29 種精油魔法 / 夏秋
裕美
著 . -- 初版 . -- 新北市：大樹林 , 2018.03
　　面；　公分 . -- (自然生活；24)
　　ISBN 978-986-6005-74-9 (平裝)
　　1. 占卜
411.1　　　　　　　　　　　　　　　　106021202

大樹林學院
www.gwclass.com

最新課程 New!
公布於以下官方網站

Natural Life 自然生活 24

神聖芳療卡 Sacred Aroma Cards：
用芳香塔羅透析你的身心狀態，
突破生活瓶頸的 29 種精油魔法（立體書盒附牌卡）

作　　者 / 夏秋裕美
靈性插畫 / HIRO
牌卡訊息 / Reila-puna.RIE
編　　輯 / 黃懿慧
校　　對 / 陳榆沁
美術設計 / April
排　　版 / 弘道實業有限公司

大樹林学苑—微信

出 版 者 / 大樹林出版社
營業地址 / 23357 新北市中和區中山路 2 段 530 號 6 樓之 1
通訊地址 / 23586 新北市中和區中正路 872 號 6 樓之 2
　　　　　電話 / (02) 2222-7270　　傳真 / (02) 2222-1270
E- mail　/ notime.chung@msa.hinet.net
官　　網 / www.gwclass.com
Facebook / www.facebook.com/bigtreebook

發 行 人 / 彭文富
劃撥帳號 / 18746459　　　戶名／大樹林出版社
總經銷 / 知遠文化事業有限公司
地　　址 / 新北市深坑區北深路 3 段 155 巷 25 號 5 樓
電　　話 / (02)2664-8800・傳　真 / (02)2664-8801
本版印刷 / 2020 年 07 月

商品課程諮詢
大樹林學院 — LINE

SACRED AROMA CARDS by NATSUAKI Hiromi, AOKI Hiroyuki, AOKI Rie
Copyright © NATSUAKI Hiromi, AOKI Hiroyuki, AOKI Rie
All rights reserved.
Original Janpanese edition published by BAB JAPAN
Traditional Chinese translation copyright ©2018 by BIG FOREST PUBLISHING
CO., LTD. This Traditional Chinese edition published by arrangement with BAB
JAPAN
Through HonnoKizuna, Inc., Tokyo, and KEIO CULTURAL ENTERPRISE CO.,
LTD.

定價 / 450 元　ISBN　/ 978-986-6005-74-9　　　版權所有・翻印必究

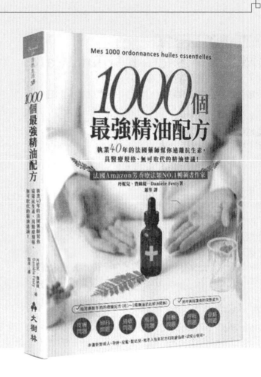

中醫芳療診察室
解析專治呼吸道疾病的所有精油

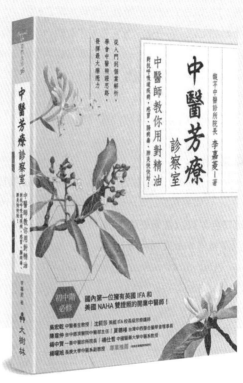

中醫師教你用對精油，感冒、腸病毒、肺炎快快好！

從入門到個案解析，學會中醫辨證思路

收錄20頁【2019新型冠狀病毒防疫對策】

作者為國內第一位擁有英國 IFA／美國NAHA 雙證照開業中醫師

出版社服務

如果你需要本公司的服務，歡迎使用以下方式

【作者投稿】

主題：健康書、心理書、芳療書、命理書等非文學類書籍

標題：【投稿—大樹林出版社】作者／暫定書名

請將書籍目錄、部分或全部書稿、作者簡介、出版優勢等資料準備齊全，以
Email 寄至信箱：notime.chung@msa.hinet.net

※十個工作日內，會回覆您審核結果。

※自費出版者，請寄全稿，並於信中註明「單色／全彩，純文字／是否需配
圖，需要印刷本數，預算」，將為您規劃報價。

【媒體合作】

請洽編輯部，來信請標註合作的書名，會由責任編輯為您服務。

以 Email 寄至信箱：service@guidebook.com.tw

【廠商合作】&【團購優惠】(30 本以上)

請洽業務部承辦人：邱小姐

信箱：educationbook.ting@gmail.com

電話：02-2222-7270#12

【芳療個案諮詢】

請洽大樹林學院：加入以下大樹林的帳號，以便購買商品&諮詢

大樹林学苑—微信

大樹林學院 — LINE